身体疾患に影響する心理的要因

癌　肺疾患	リウマチ疾患
高血圧	心室性不整脈
皮膚疾患	内分泌疾患
胃腸疾患	神経疾患
冠動脈疾患	腎疾患

より有効なヘルスケアのために

PSYCHOLOGICAL FACTORS AFFECTING MEDICAL CONDITIONS

ALAN STOUDEMIRE, M. D. 編集

細田　眞司　監訳

株式会社 新興医学出版社

PSYCHOLOGICAL FACTORS AFFECTING MEDICAL CONDITIONS

EDITED by ALAN STOUDEMIRE

Copyright © 1995 by American Psychiatric Press, Inc.
Japanese translation rights arranged with John Scott & Company
through Japan UNI Agency, Inc., Tokyo.

訳者まえがき

　本書「身体疾患に影響する心理的要因（Psychological Factors affecting medical conditions）」は，アメリカ精神医学会の診断基準DSM-Ⅳの作業チームがDSM-Ⅲ-Rの「身体的病態に影響を与える心理的要因（Psychological Factors Affecting Psychical conditions）」を改訂作業をするために，まとめた総説集です．各章は，Psychosomatics誌に掲載された総説を本書のために書きあらためたものです．

　作業チームのメンバーは，Alan Stoudemireを議長として，Gale Beardsley, David G. Folks, Michael G. Goldstein, James L. Levenson, M. Eileen McNamara, Michael G. Moran, Raymond Niauraと，アメリカ合衆国のコンサルテーション・リエゾン精神医学の主要なメンバーが名を連ね，この作業チームにはZ. J. Lipowskiをはじめ，Arthur J. Barsky, Jimmie C. Holland, Roger Kathol, Donald S. Kornfeld, Don R. Lipsitt, George B. Murray, Perry M. Nicassio, Robert O. Pasnau, Samuel W. Perry Ⅲ, Troy L. Thompson Ⅱ, Thomas N. Wiseといったこの分野の先駆的役割を果たした方々がコンサルタントとして加わっていました．

　本書は，伝統的な心身医学研究，精神保健研究，精神生理学研究，コンサルテーション・リエゾン精神医学を包括的に取り上げ，心理的要因が身体疾患に与える影響の知見を整理してくれています．心理的要因には，精神疾患，精神症状，性格特徴，対処様式，コンプライアンスに関与する心理行動的特徴などが包含されています．また，心理的サポート，心理社会的介入，精神医学的介入の成果も取り上げています．さらに，研究課題，研究方法についての議論がなされています．

　出版が1995年でありますが，本書で述べられている課題は現在でも大いに意義があり，この分野の興味に持っている臨床家，研究者にとっては示唆に富む内容であり，各疾患に関するquick referenceとしても利用できると考えられます．

　また，その後の研究を知りたい方は，第2章以降の疾患別の章の末尾に訳者が選んだ1998年以降の総説，調査研究の文献を挙げたので，それらの文献を参照していただき，本書への理解を深めていただければ幸いです．

細田眞司

緒　言

身体を再認識する

　心身問題は精神医学では最も刺激的な領域の一つである。それは，長らく無視されてきた問題であり，研究・方法論・技術の洗練に伴い，精神と身体の優美な相互関係を調べることができるようになったためである。20世紀末において，神経伝達機能をみるMRI, PETから遺伝学に至る洗練された医学技術を用いて，19世紀の身体の働きに対する機械的な見方が乗り越えられえようとしている。体格に比べて不釣り合いな脳皮質をもつホモサピエンスが，適応のためにその認知能力をほとんど使用していないとするなら，それは本来的に奇妙なことである。同じように，経験，記憶，計画の能力がある人間にとって，社会的・物理的・心理学的な好ましくない出来事が，精神によってコントロールされる身体機能に影響を与えないとすれば，それは驚くべきことといえるだろう。

　しかし，心身の相互関係の系統的な研究は，身体医学においては実体がはっきりしないのでせいぜい疑わしきものとみなされ，精神医学では主要な精神障害の研究と同じようには行えないことから，関心をあまり寄せられてこなかった。身体的要因および身体医学的な状態の発症，経過，治療と心理的要因との関連性に関する知見について，すばらしく思索にあふれ学術的な探究が本書に集められている。身体疾患（器官）に従って構成されたこれらのレビューでは，精神障害が身体疾患を複雑化する可能性，性格傾向が疾患の発症と経過に影響を与える可能性，そして心理社会的治療が精神的な転帰とともに身体的な転帰に影響を与える可能性を示唆する知見を慎重に調査している。本書では既知の事実を整理し，不明確な点を明確に浮き彫りにしてくれる。ある場合には，一般的に受け入れられている通念に疑問を投げかけてもいる。たとえば，よく知られたタイプA性格傾向は，冠動脈疾患群よりも健常者の最も良い予測因子であるようである。それは，心臓の正常と病的な状態の境界域に影響を与えるようなものであることを示唆している。敵意のようなタイプAのある側面が最も重要であるようだ。ファイティング・スピリットと癌の良好な予後との間に関連がありそうだとするいくつかの研究があるものの，癌のはじまりや経過に性

格傾向が関与しているという証拠は明らかにはなっていない。疾患の原因ではなく併発症的なある種の性格的な要因を，病因的に重要なものと見なす危険性が常に存在しているので，これらの性格に関する研究の陥穽を批判的に吟味している。

　この本の著者らは，心血管系疾患や癌の患者への心理社会的な介入が，ある場合には死亡率までも減少させるほどの確かな身体医学的な良い結果を示すことも紹介している。消化器疾患，皮膚疾患，呼吸器疾患などの他の身体疾患に対する有用な心理社会的な介入の文献についても言及されている。これらの文献の重要性は，新たな治療法の是非をめぐる指針を提供するだけでなく，精神がどのように身体に影響を与えているかといった理論的な興味ある問題から，身体疾患患者が病気に対して対処する際にどのような援助ができるかという臨床的な問題にまでひろげていることである。StoudemireとHales両氏が素晴らしい総説の中で述べているように，DSM-Ⅲの「身体的病態に影響を与える心理的要因」は使いにくく，このカテゴリーは使われてこなかった。それにも関わらず，DSM-Ⅳ作業チームは賢明にも，この用語を「身体疾患に影響を与える心理的要因」と変更し再度採用した。この診断カテゴリーは，心身の関係とストレス，対処行動，精神療法が病気の発症や経過に与える影響を系統的に研究することができるようにしてくれる。これは，他の精神医学的診断では困難である。

　いまだ初期の段階にあるこの新しい心身医学（psychosomatic medicine — もっと良い用語が望ましいが）は問題の解答を出すより，新たな疑問をわき起こすが，この疑問が重要なのである。それは，精神医学の魅力的で発展途上の領域を指し示しているのである。精神神経免疫学や精神神経内分泌学といった学問分野は，1970年代にはほとんど耳にすることもなく，1980年代でも真剣に取り上げられることがなかった。これらは，いま正に花開き成長しつつある領域であり，心理社会的な出来事が生理的な結果をもたらす機制を明らかにする方法を提供するだろう。「健全な精神は健全な身体に宿る」という格言があるが，一方では，健全な身体は健全な精神の所産である可能性を，この本は思い起こさせてくれる。

David Spiegel, M.D.

序　章

　DSM-Ⅳの準備過程で，各診断カテゴリーに対する文献的検討を行うため膨大な論文が用意された。DSM-Ⅲ-RからDSM-Ⅳへの診断基準の変更は，研究論文の文献的検討によって正当化，支持されたものでなければならなかった。この本の各章は，DSM-Ⅲ-Rの診断カテゴリーである「身体的病態に影響を与える心理的要因」(Psychological Factors Affecting Physical Conditions (PFAPC))の改訂の過程で執筆され，Psychosomatics誌に連載された。それらの論文を本書に適した内容・形式に修正した。

　PFAPCを評価する研究班にとって，DSM-Ⅳの改訂のための文献レビューは，以下のように困難なものであった。第1に，身体的状態に影響を与える心理的要因，精神障害，その他の行動に関する文献は膨大で今世紀初頭まで遡らなければならなかった。第2に，DSM-Ⅲ（1980年）の中ではじめて登場したPFAPCの診断基準を使用した研究は殆どなく，PFAPCは系統的研究のための記述的な診断としては実用性に乏しかったと考えられた。第3に，検討した文献は極めて広範でさまざまな理論的，臨床的分野を包括しているものでなければならなかった。それは，伝統的な心身医学，行動医学，健康心理学，精神生理学，コンサルテーション・リエゾン精神医学などである。

　この幅広い文献を分析構成するために，以下のストラテジーに基づいて単純化を施した。第1に，理論的文献もしくは逸話的報告は除外し，計画的な研究方法に基づいた研究を調べた。第2に，精神生理的徴候形成よりも，心理的要因と精神疾患が特定の身体疾患の発症と増悪に影響を与えているかどうかに焦点を当てた。最後に，文献的検討は，特定の疾患に対する影響をみるために，心臓血管系，呼吸器，胃腸というように臓器別に分けて行われた。これらの方策によって，身体疾患の予後に関連する行動的要因の役割を含めて，心理的要因と精神疾患が身体的疾患の発症と増悪に与える影響に関する科学的なエビデンスを呈示する簡潔な総説ができた。この大胆なプロジェクトによって，DSM-Ⅲ-RのPFAPCを「身体疾患に影響を与える心理的要因」(Psychological Factors Affecting Medical Conditions)と変更することになった。この変更と新たな診断基準についての原理的説明を第1章において詳述する。

このプロジェクトの成功は，当委員会および文献検討していただいた諸先生の骨身を惜しまない献身なくしては達成できなかった。この本の完成に際して，力作と貴重な成果を提示された諸先生に深く感謝いたします。そして，DSM-Ⅳの新たな診断分類が臨床家，研究者にとって有用なものとなり，心理的要因と精神疾患が身体疾患の経過と結果に与える重要な役割を明らかにしたこの科学的概論が身体医学と精神医学において利用されることを希望します。

Alan Stoudemire, M.D.

目　次

訳者まえがき …………………………………………………………………… i
緒言 …………………………………………………………………………… iii
緒言 ……………………………………………………………………………… v

第1章　身体疾患に影響を与える心理的要因とDSM-Ⅳ
　　　　—概説— ……………………………………………………………… 1

第2章　心臓血管疾患Ⅰ
　　　　—冠動脈疾患と突然死— …………………………………………… 17

第3章　心臓血管疾患Ⅱ
　　　　—冠動脈疾患と突然死および高血圧— ………………………… 37

第4章　神経疾患
　　　　—うつと脳卒中，多発性硬化症，パーキンソン病，てんかん— …… 55

第5章　癌の発症と進行 ……………………………………………………… 81

第6章　胃腸疾患 ……………………………………………………………… 99

第7章　皮膚疾患 ……………………………………………………………… 123

第8章　肺疾患とリウマチ類縁疾患 ………………………………………… 141

第9章　終末期腎疾患 ………………………………………………………… 159

第10章　内分泌疾患 ………………………………………………………… 173

第11章　身体疾患に影響を与える心理的要因
　　　　　―まとめ― ……………………………………………………187

訳者あとがき ………………………………………………………………193

索引 …………………………………………………………………………195

第1章

身体疾患に影響を与える心理的要因と DSM-IV
―概説―

Alan Stoudemire, M.D.
Robert E. Hales, M.D.

　心理的要因が身体症状の現れ方や身体疾患の経過に影響を与える可能性があるという確信は臨床医学ではヒポクラテスの時代から引き継がれてきた基本的な仮説であった。20世紀の心身医学の学説，研究はこの確信を支持し，様々な学問分野と理論的な視点を提供してきた[1,7,8,10,15,28,31,34,43]。現代「心身医学」の分野での主要な潮流は，三つの理論的，科学的研究に由来している。つまり，精神分析理論，精神生理学，精神生物学である[25]。この各潮流が，どのようにこの分野の研究に寄与してきたかを簡潔に考察する。
　心身医学における精神分析的伝統は Franz Alexander と彼の今では使われなくなった「特異理論」に代表される。Alexander は心理的要因が生物学的，環境的，社会的な影響と相互作用しているという疾患の多因子モデルを予見し主張したが，その心身医学における精神分析理論には精神内界の葛藤の特定な布置が身体疾患の特定なタイプをおこすという確信から生じた誤認があった。しかし，この伝統はタイプA行動の研究によって形を変えて復活した。現在では，タイプA行動の性格様式の中の攻撃性が，動脈硬化を促進する心毒性を有するタイプA性格の特異な構成要素として提唱されている。交感神経系の急性およ

び慢性的賦活をきたすような人の生理学的反応亢進は，動脈硬化と不整脈が発生するメカニズムの一つである可能性がある。精神分析の元来の公式は時代遅れなものになっているが，心身症におけるその理論によって，行動と疾患過程の関連への科学的興味と探究が刺激されてきた。

心身医学研究での精神生理学的な伝統は Pavlov[31] と Cannon[8] の伝統的な研究を起源とし，Harold G. Wolff によって精緻に系統づけられた。Wolff[43] は，疾患の促進因子として，ストレスのあるライフイベントの心理社会的概念を雄弁に論述した。Lipowski[25] が述べているように，Wolff はストレス刺激と生理的諸要素の関連を測定するコントロールされた科学的な方法論に基づく技術を強調したが，これは精神神経生理学，精神神経内分泌学，精神神経免疫学における現代の神経生理学研究の技術的標準を用意した。

いわゆる精神生物学的モデルは Adolph Meyer の業績[28] に代表される。Adolph Meyer は 20 世紀前半のもっとも影響力のあったアメリカの精神科医の一人であった。Meyer の理論は，当該の患者の体質，環境，発達の要因の相互作用を理解しようとする包括的な患者評価を行なおうとするものであった[28]。この精神生物学的観点は，現在では一般化した生物学的—心理—社会モデルの原型であるが，Meyer の弟子である Dunbar[15] の業績に影響を与えた。ちなみに，Dunbar はアメリカ合衆国の心身医学運動の組織的な創始者である[25]。Lipowski が指摘するように，Meyer と Dunbar の精神生物学的アプローチは，臨床，疫学的研究の理論的な基礎を形成した。これらの研究は，社会的要因および性格特徴と疾患脆弱性との関連を検証しようとするものであった。心臓血管系の精神生理学，精神神経内分泌学，精神神経免疫学といった心身医学の主要な研究は，この伝統に基づいている[25]。

より近年では，コンサルテーション・リエゾン精神医学の発展の結果，抑うつやせん妄のような精神障害による入院患者の身体医学的結果への悪影響が調査され[19,20]，そのような患者に対する精神科コンサルテーションと治療の効果が立証されてきている[11]。これらの臨床研究は，外来で抑うつを示す患者で特定の疾患の罹患率が増加することを明らかにした疫学的報告[9] を補強するものである。

Wells らによる身体疾患予後研究から得られた有意義なデータは，抑うつが

日常生活機能と質を制限するとともに，多くの一般的身体疾患が抑うつを伴うことを明らかにした[41]。プライマリーケアの現場からの他のデータは，大うつ病患者は抑うつのない患者と比べて多くの身体疾患に罹患しており，うつ病の身体症状が身体疾患に伴う機能障害を悪化させている事実も報告されている[12]。精神疾患の側面からみると，身体疾患合併患者は合併しないうつ病患者と比較し，精神症状が慢性化しやすく回復率も低かった。

　生命に関わる疾患（心筋梗塞，くも膜下出血，急性上部消化管出血，肺梗塞）が一旦小康状態になった211人の患者において，抑うつが入院後1ヶ月時点での回復の遅れの危険因子であることがわかった。抑うつ患者の47％が死亡または生命に危険のある身体合併症を引き起こしたのに対し，非抑うつ患者では10％しかなかった[35]。脳卒中の患者でも抑うつの存在は合併症や予後の悪さと関連している。脳卒中の後，抑うつがおこると脳卒中の回復に悪影響を与え，身体機能および認知機能の回復が遅れる[30]。心筋梗塞の既往のある抑うつ患者は，心筋梗塞の既往のない患者と比べると，抑うつの臨床的予後が非常に悪く，慢性化率が高い[42]。心筋梗塞で入院した患者において，大うつ病が死亡率の独立した危険因子であることが示されてきている。心筋梗塞に引き続いて大うつ病があると，左室不全または心筋梗塞既往と同等のその後の死亡率の増加が認められた[18]。身体疾患と精神疾患に関連する時宜を得た精神科的介入が行われると，心理社会的適応[16]と生命予後[37]が改善する可能性がある。例えば，効果的な対処行動と感情的苦痛を和らげる精神科的介入は乳癌[17]もしくは悪性メラノーマ[37]の患者の長期予後を改善させた。

　心理的要因と身体的状態の関係は複雑で大変多くの生物学的，心理社会的諸因子によって影響を受けていることは一般に受け入れられているところである。諸要因間の相互作用の測定と個体に対する生物学的影響の諸因子の評価は，現在精力的に研究されている。例えば，いわゆるタイプA行動が冠動脈疾患の発生の真の危険因子であると仮定すると[33]，結果に影響を与える可能性のある多くの変量をコントロールした上で心理的，行動的要因を測定すべきである。たとえば，遺伝的要因，食事，運動，喫煙，他の併存するストレス（たとえば，結婚生活，経済的問題，法律的問題）の存在の有無，職業上の暴露因子，他の身体疾患もしくは精神疾患の合併の有無などの変量をコントロールした上で評

価すべきである。これらの相互作用のある多因子をコントロールすることの難しさから，この領域の知見のばらつきを少なくとも一部は説明できるかもしれない[14]。

　心身医学の基本的な構成要素である「ストレス」についてでさえ，計測するには複雑で，問題があることが明らかになっている。それ自体が有害であるとよく誤解されているが，ストレスはそれぞれの個体にとっては有益であったり，有害であったり，それらが混合した影響をもっている可能性がある。例えば，Selyeは「快」と「苦痛」と表現したが，前者は成長と癒しをもたらし，後者は病気の準備段階を作るとした。出来事への個人的な意味（出来事や状況への「認知的評価（cognitive appraisal）」）とストレスに対する管理，適応，対処の能力によって，その人にとって出来事が（負の）ストレスであるかどうかが決まる[23]。さらに，ストレスに対する脆弱性と抵抗性は社会的「緩衝帯」の有無に左右されているのかもしれない。「緩衝帯」は感情的不均衡と身体的疾患に対する抵抗力を与えている。身体疾患の発症に及ぼす可能性のある有害な「生活の変化」については，HolmesとRahe[21]の古典的な研究によって一般化したが，この研究についても，個人のライフイベントに対する意味を考慮すべきであると批判されてきた[13]。

　身体的疾患発生の「危険因子」となる特徴を同定する疫学的研究が強調されるようになっている。この研究によって，喫煙，肥満，飲酒，薬物依存，危険な性行為などの行動が，アメリカ合衆国において，死期を早め疾患罹患率を高める大きな要因であることが詳細に報告された。そして，これらは理論的には殆どが予防できるものである[38]。1980年の国勢調査によるとAIDSを除いた年間の「早められた死亡」（premature death）はおよそ200万に及ぶと推定された。そして，これに年間約26000人の自殺による死亡が加えられる[6,39]（**表1-1**，**図1-1**）。

　表1-1からわかるように，上記の行動は公衆衛生に対する大きな影響をもっており，これらの影響を明らかにした統計は疑う余地がないにも関わらず，罹患率と死亡率に影響を与える喫煙，肥満，飲酒といったこれまで述べてきた因子は，従来，一般的な精神医学や伝統的な心身医学から軽視されてきたものである。

表1-2では，心理，行動，社会的要因が身体的健康に与える可能性を分類し，Lipowskiのモデル[26]を援用し系統化した．表の第Ⅰ項目には心身医学における伝統的なものが包含されている．行動生理学は，生物科学的統御の研究とあわせて，心理社会的諸要因と実験的ストレスに対する病態生理反応の研究を含んでいる．表の第Ⅱ項目は精神障害の身体疾患の経過に対する影響を領域としており，これはコンサルテーション・リエゾン精神科医が最も関心を抱いて

表1-1．死亡を早める主な誘因：アメリカ合衆国　1980年　文献6より
（死亡原因，早まった死亡年数，入院日数）

誘因	死亡	早まった死亡年数*	入院日数
喫煙	338.022	1,497.161	16,098.587
高血圧	297.162	340.752	9,781.647
過剰栄養（肥満，食事に関連する要因）	289.502	292.960	16,306.194
アルコール（全体）	99.247	1,795.458	3,348.354
外傷	53.683	1,497.206	2,229.824
その他	45.564	298.252	1,118.530
外傷（アルコールを除く）	64.169	1,755.720	25,470.176
健診未受診	56.592	172.793	3,647.729
一次予防の欠如	54.027	1,273.631	4,651.730
不適切な受診行動	21.974	324.709	2,141.569
職業性	16.807	102.065	581.740
銃	13.365	350.683	28.514
計画外妊娠	8.000	520.000	NA
予防可能な総数	1,258.867	8,425.932	82,056.240
（％）	(63.1)	(70.8)	(29.9)
全原因	1,995.000	11,897.174	274,508.000

*65歳前に死亡したことによる失われた年数

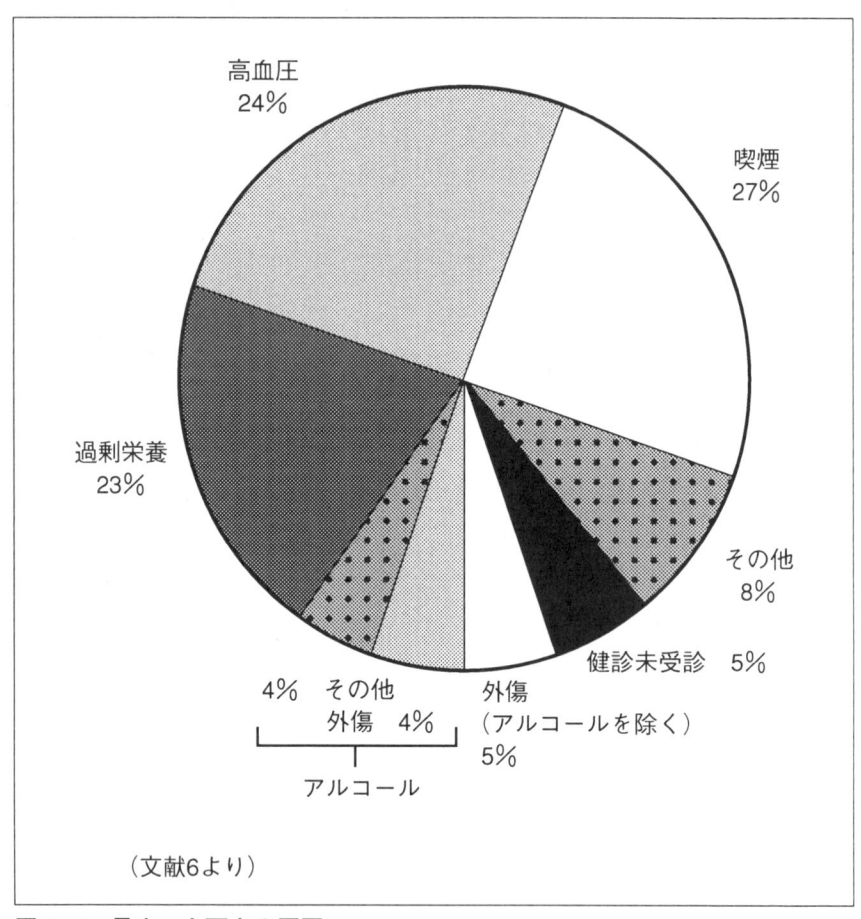

図1-1. 早まった死亡の原因
　　喫煙, 高血圧, 過剰栄養によりアメリカ合衆国の73.5％を占めている

きた主題である。第Ⅲ項目は, 心臓血管疾患, 癌, AIDSなどの様々な疾患に対する「危険因子」の主なものを構成する行動と, 疾患脆弱性を引き起こす生活変化の影響という公衆衛生的な関心領域である。
　この図式からわかるように, 心理行動的要因は身体的健康に影響を与え, それは心身医学や精神生理学の従来から考えられてきた範囲より多岐にわたって

表1-2. 医学的状態に影響を与える心理・行動的要因

> Ⅰ. 行動生理（精神生理）
>   A. 心理的, 行動的諸因子への生理的反応
>   B. 心理的, 行動的諸因子に伴う生物学的制御機構
>   1. 精神神経生理学
>   2. 精神神経内分泌学
>   3. 精神神経免疫学
>   4. 心臓血管系精神生理学
> Ⅱ. 精神疾患併発による身体医学的疾患の経過・転帰に対する影響
> Ⅲ. 疾患および外傷に対する行動的危険因子
>   A. 性格的因子
>   B. 喫煙
>   C. 食事習慣
>   D. アルコール, 薬物乱用
>   E. 危険な性行動
>   F. 危険を冒す行動（事故, 外傷）
>   G. 医学的治療へのコンプライアンスの悪さ
>   H. 暴力, 自殺, 殺人
>   I. ストレス性もしくは困難な生活上の変化

（文献26を改変）

いる。この分類図式は, アメリカ合衆国住民に大きな影響を与える数多くの公衆衛生的要因と, 精神疾患の存在が身体疾患の予後に与える影響とを統合しようとするものである。心身医学の伝統的関心領域で使用される診断分類やカテゴリー分類は前記の問題を取り扱わなくてはならない。DSM-Ⅲ-R[4]の分類である「身体的病態に影響を与える心理的要因（Psychological Factors Affecting Physical Condition ［PFAPC］）はDSM-Ⅳ[5]への改訂で再評価された。この過程はこの章の後部で取り上げている。

PFAPC と DSM-Ⅳ

　心理行動的要因と身体医学的状態の詳細な関連の複雑さにも関わらず，多数の疫学的な事実によって，心理的要因が身体的健康とある身体疾患の発症と転帰に影響を与えていることは合理的疑いの余地なく立証されている。心理的・行動上の「要因」の詳細なタイプ，その要因に脆弱な個体のタイプ，そのような影響が重要になる特定の病気，そして身体疾患の経過のどの時点でそれらが主として作動するのかといった様々な問題は未解決である。

　診断的な見地からすると，これらの影響は1968年のDSM-Ⅱ[2]では「精神生理学的」障害の項目の中にもともとは分類されていた。1980年のDSM-Ⅲ[3]では学術用語の本質的変更がおこり，PFAPCの分類が採用された。

　DSM-ⅢにおけるPFAPCはLooneyら[27]がDSM-Ⅱでの精神生理学的という用語を廃棄するように主張した論文にもともと由来している。

　その論考は，主に八つの点からなっていた。
1) DSM-Ⅱの精神生理的という用語は診断としてはほとんど使われなかった。
2) どの状態が精神生理的でどれが器質的かの決定が恣意的であった。
3) この用語は専門家間の共同研究を減少させたと考えられた。
4) 疾患の病因についての単純な考えがこの用語によって残存してしまう。
5) この用語は，身体医学的診断と治療がうまく行かなかった場合にしばしば「最後の手段」として使われた。
6) 原因にしか関連していないので，心理社会的要因がどのように身体的問題を持続，悪化させるについては扱えなかった。
7) 明確な操作的基準が定義されていなかった。
8) 精神生理的障害というDSM-Ⅱでの分類は，方法論として研究目的に適していなかった。

　DSM-ⅢのPFAPCという分類は，身体疾患に対する心理的な影響を多軸診断システムの中に統合することによって，精神生理的という用語よりも明らかに利点があると信じられた。しかし，PFAPCは「分類」とみなされ，それ自体を診断としてみられなかった。PFAPCは，「独立して実体のある心理学的診断というよりも診断に際しての修飾因子」を示していた[27]。ある指標を臨床家

に提供し，重要な臨床情報に注意を促し，現在の状態を心理的か器質的かのどちらかと考えるようなことがおこらないようにする目的があった[27]。もし臨床家が，心理的要因が患者の状態にとって意味があると判断したならば，Ⅰ軸診断としてPFAPC，Ⅲ軸診断として身体疾患を記載することができるようになった。DSM-Ⅱの精神生理学的障害から領域が拡大されたことにより，DSM-Ⅲでは，新しい分類と多軸診断を用いて，身体的疾患の発症・増悪に影響を与えている行動・心理的要因を幅広くとらえられると期待された[24]。

PFAPCというこの合理的で最終的な概念枠の採用にも関わらず，DSM-Ⅱの「精神生理的」という用語と比較して明らかに成功していることを示す研究所見はほとんどない。身体障害の原因と経過における行動・心理的要因についての関心は急激に増しており，研究の質も向上してきているが，身体医学・精神医学いずれの論文にもこの用語を使用している研究が出てきていない[32]。10以下の文献に，論文題名もしくは論文内容の実質的構成要素に「PFAPC」が使われているにすぎない。さらに，これらの論文においても疫学的研究を実施するためにこの用語が使われているわけではない。

Skodol[36]によるDSM-ⅢとDSM-Ⅲ-Rの開発についての包括的な総説において，PFAPCの分類は臨床でも研究でも使用されなかったと記している。「PFAPCは精神科医と身体科医との対話を促進するのではないかという期待に応えることはできなかった［Mezzich 1987からの引用］。今のところ，それを診断として使用している研究はない。また，この診断をもっとも多く使用すると期待されるコンサルテーション・リエゾン・サービスからもこの分類の使用に関しての問題点が指摘されている。」（文献36, p.325）

Skodolは「心理的要因」というこの分類のもつ本来的な問題点を考察した。「DSM-Ⅲでは，心理的なるものはその人にとって環境からの刺激によると意味づけされるものを指している[36]。たとえば，言い争いや愛する人を失ったことなどのような対人関係からおこる刺激である。その意味づけをその刺激のせいであるとか，その刺激と身体的状態変化のはじまりや悪化との関係があるかということについて，その人自身が気づいている場合もあればない場合がある。心理的な要因があると決定する時に高度な推論によって判断されるならば，診断の信頼性に疑問を抱かれるであろう。ある出来事や刺激への意味や病気の過

程への役割に対するある臨床医の解釈は，他の臨床家の判断と食い違うことが容易におこるであろう。」(文献36, pp.325-326)

　この分類のための最新の診断基準を開発するように要請されたDSM-Ⅳの検討班では，問題を同定し，改訂への選択肢を概括することを試みた[40]。

　主な選択肢は次のようなものであった。
1. 重要な変更をせずそのままこの分類を残す。
2. この分類をすべて廃棄し，身体疾患との関連がある場合は適応障害のような他の診断を使用する。
3. この分類を精神障害の項から削除し第Ⅴ軸（生活・社会的な機能評価）に含める。
4. 「精神障害」の項から分離し「他の臨床的に意味のある状態」と称する特別な項に含める。
5. 独立した疾患単位としての分類から削除するが，現存の多軸システムを利用して，Ⅰ軸とⅢ軸の障害の間の有害な関係をより明確に記述するようにする。
6. 患者の身体疾患との関係がありそうな「心理的要因」の主なタイプの下位分類を臨床家ができるように，診断基準をより厳しいものする。

　心身医学，行動医学，コンサルテーション－リエゾン精神医学に関する文献的広範な検討と心身医学の専門家に対する調査の解析をおこない，DSM-ⅣのPFAPC部会は，「DSM-Ⅲのこの分類には問題があり，その概念の使用が少なかったが，この分類を存続させ，「主要な」診断的単位として使うべきである」という合意に達した。この分類を臨床的により利用できるよう改訂するにあたって，下位分類の書式が作られた。これは，臨床家に行動・心理的要因の主なタイプを特定し，患者の医学的状態に対する影響を評価することができるようにすることが目的である。これらの要因は，**表1-2**に示した身体的健康に影響を及ぼす可能性のある広範な行動・心理的・社会的現象を含んでいる。この分類はDSM-ⅢとDSM-Ⅲ-Rで重点であった「環境的刺激」に対する諸反応だけでなく，もっと広範なものを説明できるものと考えられた。

　身体的状態との関連が経験的な事実によって裏付けられた行動・心理的要因のタイプを特定しようとするために，広範な文献的検討がおこなわれた。文献

的検討の目的と方法は以下に示すとおりである。

文献的検討の目的と方法

文献的検討の目的を以下に示す。
1. 心理的要因が身体医学的疾患に影響を与えていると確認できる文献を詳細に記録する。
2. 身体医学的状態の特定のタイプに影響する行動・心理的要因の特定のタイプを詳細に叙述する。
3. 心理的要因が実際に身体疾患の経過に何らかの影響を与えるということがわかっている場合には，身体疾患のどの時期に影響があるかを特定する。
4. DSM-ⅣのPFAPCの新たな診断基準のための選択肢と提案を詳述する。

　心理的要因と身体医学的状態との関連を包括的かつ批判的な検討を行うことは困難な作業であった。近年の文献調査は二つの戦略に集約された。第1に，作業は臓器別（心臓学，消化器学，内分泌学，皮膚科学，呼吸器学，免疫学，リウマチ学，神経学，腫瘍学，腎臓学）に行われた。さらに，「ライフスタイルにみられる危険因子」—ことに喫煙，肥満に注目して調べられた。系統的なデータに基づいた方法の研究（できるだけコントロール・スタディ）に焦点をあて，逸話的ケースレポートよりもむしろ疫学的データを含んだものに注目した。

　自律神経系興奮の特定のタイプの影響は今では十分受け入れられており，ある部位の一過性の単一症状（例えば，交感神経系自律神経症状としての動悸，一過性血圧上昇，頻尿，発汗，吐き気，呼吸困難，下痢，尿閉，めまいなど）として表現されるので，これらの単一の精神生理的な徴候については詳細な検討はしなかった。

　このような症状は，非常に一般的で，身体医学・精神医学いずれの文献でも臨床的によく記述されており，過敏性大腸症候群のように系統的な研究できちんと定義された身体医学的「症候群」の徴候・症状の一部である時に限って，このプロジェクトで取り扱われた。さらに，委員会は基礎科学的精神生理学研究とその下位分野（例えば，精神生理学，精神神経内分泌学，精神神経免疫学

など）については，行動・心理的諸因子と定義が明確な身体的障害との間の媒介的関連を明確にする特異な研究を除いて詳細な検討は行わなかった。臨床精神医学的症候群の診断指針という意味でこの分類の目的は，臨床家からみて心理的諸因子と身体疾患との関連を明確に規定することである。最後に，委員会は身体疾患に影響を与える社会的文化的諸因子（医学社会学など）は，診断カテゴリーの範囲を超えていると考え，レビューは行わなかった。

　文献的検討によって，ある状態のスペクトラムの存在を認めるような確かなデータを明らかにされ，PFAPCのような分類単位の妥当性を支持するに足る事実が得られると仮定し，委員会はこの分類のより厳格な基準作成に寄与する諸要因を同定するよう努めた。診断的精度を高めるには，身体的状態に影響を与える心理的要因の特異的なタイプを信頼できるデータに基づいて同定することであった。PFAPCが曖昧で定義が不明確なため，この診断基準をほとんど使わないとする専門家からの批判があったため，文献的分析からはじめることが妥当な結論に至ると考えた。

　文献的検討から得られた情報に基づいて，診断基準案が作成された。DSM-Ⅳの最終的な基準を**表1-3**に示す。この基準は，委員会のみならず，精神医学周辺領域検討委員会，DSM-Ⅳ作業委員会，当プロジェクトが始まった1988年以来委員会にアドバイスをしてくれた全米の専門家によって検討，批判をうけた。

　ここで扱われている文献は国際的文献データベースを利用し，身体疾患の素因，発症，悪化，持続，維持管理，再発に影響を与えている精神疾患，行動・心理的要因を検索した。調査された精神疾患，行動・心理的要因には，DSM-Ⅲ-RのⅠ，Ⅱ軸診断，不安・抑うつ症状，行動パターン，人格的要因，環境や体験的刺激に対する生理的反応が含められた。アルコール依存症と摂食障害は，他の委員会がこの領域について評価をすることになっていたので，当委員会では文献的検討を行わなかった。

　本書では，1993年までの文献を検討し，心臓血管疾患（第2，3章），神経疾患（第4章），癌（第5章），胃腸疾患（第6章），皮膚疾患（第7章），肺疾患およびリウマチ類縁疾患（第8章），腎疾患（第9章），内分泌疾患（第10章）について論究している。このプロジェクトが，心理的要因と身体疾患の関連に

表1-3. 身体疾患に影響する心理的要因（DSM-IV[5])の診断基準）

A. 身体的疾患が存在する。（第Ⅲ軸診断される身体疾患がある）
B. 心理的要因が身体疾患に対し、以下のいずれかのような悪影響を与えている。

  (1) 心理的要因が身体疾患の経過に影響を与えており、身体疾患の発症、悪化、回復の遅れとの間に密接な時間的な関連がある。
  (2) 心理的要因が身体疾患の治療を妨げている。
  (3) 心理的要因がその人の健康にさらに危険を生じさせている。
  (4) ストレスに関連した生理的反応が身体疾患の症状を発現もしくは悪化させている。

身体疾患を特定し、心理的要因をその影響の性質に基づいて記載すること。二つ以上の要因が存在している場合には、最も危険となものを特定する。

- 精神障害（例えば、大うつ病のような第Ⅰ軸障害が心筋梗塞の回復を遅らせている）
- 心理的症状（例えば、手術からの回復を遅らせている抑うつ症状；喘息を悪化させている不安）
- 人格傾向または対処様式（例えば、癌手術の必要性への病的否認；心臓血管疾患に関与している敵対的、心迫的行動）
- 不適切な保健行動（例えば、食べ過ぎ；運動不足；危険な性行為）
- ストレスに関連した生理的反応（例えば、潰瘍のストレスに関連した悪化；高血圧のストレスに関連した悪化；不整脈のストレスに関連した悪化；緊張性頭痛のストレスに関連した悪化）
- 他の、または、特定不能の心理的要因（例えば、対人関係的要因；文化的要因；宗教的要因）

ついての文献的整理統合を促し，様々な研究の方法を再検討し，未だ解明されていない多くの領域の今後の研究への刺激になることを期待している。

文　献

1) Alexander F: Psychosomatic Medicine. New York, WW Norton, 1950
2) American Psychiatric Association: Diagnostic and Statistical Manual of Mental Disorders, 2nd Edition. Washington, DC, American Psychiatric Association, 1968
3) American Psychiatric Association: Diagnostic and Statistical Manual of Mental Disorders, 3rd Edition. Washington, DC, American Psychiatric Association, 1980
4) American Psychiatric Association: Diagnostic and Statistical Manual of Mental Disorders, 3rd Edition, Revised. Washington, DC, American Psychiatric Association, 1987
5) American Psychiatric Association: Diagnostic and Statistical Manual of Mental Disorders, 4th Edition. Washington, DC, American Psychiatric Association, 1994
6) Amler RW, Eddins DL: Cross-sectional analysis: precursors of premature death in the United States. American Journal of Preventive Medicine 3 (suppl 5):181–187, 1987
7) Beaumont W: Experiments and Observations on the Gastric Juice and the Physiology of Digestion. Plattsburg, NY, FP Allen, 1833
8) Cannon WB: Bodily Changes in Pain, Hunger, Fear, and Rage. New York, Appleton, 1915
9) Carney RM, Rich MW, Freedland KE: Major depressive disorder predicts cardiac events in patients with coronary artery disease. Psychosom Med 50:627–633, 1988
10) Cassel J: The contribution of the social environment to host resistance. Am J Epidemiol 104:107–123, 1976
11) Cassem NH, Hackett TP: Psychiatric consultation in a coronary care unit. Ann Intern Med 75:9–14, 1983
12) Coulehan JL, Schulberg HC, Block MR, et al: Medical comorbidity of major depressive disorder in a primary medical practice. Arch Intern Med 150:2363–2367, 1990

13) Craig TKJ, Brown GW: Life events, meaning and physical illness: a review, in Health Care and Human Behavior. Edited by Steptoe A, Matthews A. London, Academic Press, 1984, pp 7–39
14) Dimsdale JE: Research links between psychiatry and cardiology. Gen Hosp Psychiatry 10:328–338, 1988
15) Dunbar H: Emotions and Bodily Changes: A Survey of Literature on Psychosomatic Relationships: 1910–1933. New York, Columbia University Press, 1935
16) Evans DL, McCartney CF, Haggerty JJ, et al: Treatment of depression in cancer patients is associated with better life adaptation: a pilot study. Psychosom Med 50:72–76, 1988
17) Fawzy FI, Fawzy NW, Hyun CS, et al: Malignant melanoma: effects of an early structured psychiatric intervention, coping, and affective state on recurrence and survival 6 years later. Arch Gen Psychiatry 50:681–689, 1993
18) Frasure-Smith N, Lesperance F, Talajic M: Depression following myocardial infarction: impact on 6-month survival. JAMA 270:1819–1825, 1993
19) Guze SB, Daengsurisri S: Organic brain syndromes. Arch Gen Psychiatry 17:365–366, 1967
Hale M, Koss N, Kerstein M, et al: Psychiatric complications in a surgical ICU. Crit Care Med 5:199–203, 1977
21) Holmes TH, Rahe RH: The social readjustment rating scale. J Psychosom Res 11:213–218, 1967
22) Keitner GI, Ryan CE, Miller IW, et al: 12-month outcome of patients with major depression and comorbid psychiatric or medical illness (compound depression). Am J Psychiatry 148:345–350, 1991
23) Lazarus RS: Psychological Stress and the Coping Process. New York, McGraw-Hill, 1966
24) Linn L, Spitzer RL: DSM-III: implications for liaison psychiatry and psychosomatic medicine. JAMA 247:3207–3209, 1982
25) Lipowski ZJ: Psychosomatic medicine: past and present, I: historical background. Can J Psychiatry 31:2–7, 1986a
26) Lipowski ZJ: Psychosomatic medicine: past and present, III: current research. Can J Psychiatry 31:14–21, 1986b
27) Looney JG, Lipp MR, Spitzer RL: A new method of classification for psychophysiologic disorders. Am J Psychiatry 135:304–308, 1978
28) Meyer A: Psychobiology: A Science of Man. Springfield, IL, Charles C Thomas, 1957
29) Mezzich JE: International use and impact, in An Annotated Bibliography of DSM-III. Edited by Skodol AE, Spitzer RL. Washington, DC, American Psy-

chiatric Press, 1987, pp 37-46
30) Morris PL, Raphael B, Robinson RG: Clinical depression is associated with impaired recovery from stroke. Med J Aust 157:239-242, 1992
31) Pavlov IP: The Work of the Digestive Glands. Translated by Thompson WH. Philadelphia, PA, JB Lippincott, 1902
32) Popkin MK: Disorders with physical symptoms, in An Annotated Bibliography of DSM-III. Edited by Skodol AE, Spitzer RL. Washington, DC, American Psychiatric Press, 1987, pp 74-75
33) Rosenman R, Brand R, Jenkins C, et al: Coronary heart disease in the Western Collaborative Group Study: final follow-up experience of eight and a half years. JAMA 233:872-877, 1975
34) Selye H: The general adaptation syndrome and the diseases of adaptation. J Clin Endocrinol 6:117-230, 1946
35) Silverstone PH: Depression increases mortality and morbidity in acute life-threatening medical illness. J Psychosom Res 34:651-657, 1990
36) Skodol AE: Problems in Differential Diagnosis: From DSM-III to DSM-III-R in Clinical Practice. Washington, DC, American Psychiatric Press, 1989
37) Spiegel DS, Kraemer HC, Bloom JR, et al: Effect of a psychosocial treatment on survival of patients with metastatic breast cancer. Lancet 2:888-891, 1989
38) Stoudemire A, Wallack L, Hedemark N: Alcohol dependence and abuse. American Journal of Preventive Medicine 3 (suppl 5):9-18, 1987a
39) Stoudemire A, Frank R, Kamlet M, et al: Depression. American Journal of Preventive Medicine 3 (suppl 5):65-71, 1987b
40) Stoudemire A, Strain JJ, Hales RE: DSM-IV issues for consultation psychiatry (editorial). Psychosomatics 30:239-244, 1989
41) Wells KB, Burnam MA: Caring for depression in America: lessons learned from early findings of the medical outcomes study. Psychiatr Med 9:503-519, 1991
42) Wells KB, Rogers W, Burnam MA, et al: Course of depression in patients with hypertension, myocardial infarction, or insulin-dependent diabetes. Am J Psychiatry 150:632-638 1993
43) Wolff HG: Stress and Disease. Springfield, IL, Charles C Thomas, 1953

第2章

心臓血管疾患 I
―冠動脈疾患と突然死―

Michael G. Goldstein, M.D.
Raymond Niaura, M.D.

　心臓血管疾患について本章および次章で考察する。この章では，冠動脈疾患（CAD）および重篤な心室性不整脈を含む突然死と三つの心理的要因の関連を取り扱う。その要因とは，性格またはストレス対処様式，環境からの刺激に対する生理学的過剰反応，感情状態のことである。次章では，心理的要因がCADと突然死に与える影響について総括し，高血圧についても述べる。また，疾患の発症，増悪，持続と特異的な行動・心理的要因の関連の研究について考察を加え，行動療法または心理社会的治療の効果に関する実証データを検討する。文献的検討の結果を述べる前に，この領域の研究の理論的な問題について簡単に述べる。行動・心理的要因のそれぞれの特異的な理論的問題をこの章で述べる。文献的検討の方法についてもふれる。最後に，3章において，文献的検討のまとめと今後の研究の課題を示す。

理論的問題

　文献の包括的検討において，Dorianら[22]は，表2-1に示すようなCADの発

表2-1. 冠動脈疾患，突然死，心室性不整脈に影響を与える心理行動的要因

- ●感情状態
  - 不安
  - 抑うつ
  - 急性ストレス反応
- ●性格または対処様式
  - タイプA行動パターン
  - タイプAの構成要素
    - 敵意
    - 怒りを貯める
- ●環境的な刺激への生理的反応
  - 心臓血管系の反応
- ●社会文化的要因
  - 過労
  - 他の職業的要因
  - 生活上のストレス
- ●対人関係要因
  - ソーシャルサポートの不足

(文献22により)

生に影響する心理的要因の分類を行っている。感情状態（不安，抑うつ，急性ストレス反応など），性格もしくは対処様式（タイプA行動パターン[Type A behavior pattern：TABP]とその構成要素など），環境的刺激に対する生理的過剰反応（心臓血管系反応），社会文化的要因（過労，生活上のストレスなど），対人関係（ソーシャルサポートの欠如など）などが行動心理的要因として研究されてきた。

　これらの要因のあるものは，TABPのように複数の構成要素からなる概念であることを明記しなくてはならない。また，ある要因は研究者によって様々に定義されており，研究結果を対照比較するのが困難な場合もあった。さらに，この領域の研究には，方法論的欠点をもっているものが多い。たとえば，対象選択が不適当であったり，結果に影響を与える諸因子をコントロールしていなかったり，評価方法に問題があるなどである。しかし，近年では研究者はこれらの問題に取り組むようになっている。心臓血管疾患とTABPの構成要素の関連を調べた近年の研究は，方法論的にも洗練されてきている。

冠動脈疾患と突然死

CAD，突然死，重篤な心室性不整脈の発生・予後と心理・行動的要因との関係についての文献を検討していく。

性格，対処様式：タイプA行動パターン（TABP）

心臓専門医のFriedman[26]は，1969年にCAD患者のある心理的傾向と行動の頻度が高いことに注目し，TABPを記述・定義した。TABPは「行動―情動複合体」もしくは心理・行動的特性の集合体である（表2-2）。

TABPとCADとの関係は複雑である。Krantzら[36]はCADとTABPの関係を理解するためのモデルを提示した（図2-1）。TABPを特徴づける認知，行動，情動的な反応は，環境的負荷によって顕在化する。さらに，TABPは生理的心臓血管系の反応によって心臓血管疾患を引き起こす。Krantzらの仮説では，生理的心臓血管系の反応の認知的解釈がTABPの現れ方に影響するとされた。たとえば，動悸や震えといった内的な信号を脅威のサインと解釈し，さらにタイプA的な行動で反応する。その結果，図2-2の「⇄」で示すように，TABPと心臓血管の反応が双方向的に作用する。最後には，遺伝的または体質的要因が

表2-2. タイプA行動パターンの特徴

敵意	乱暴な運転
時間に追われる行動	会話と運動の特徴
短気	過度な急速な運動
攻撃性	顔面および体部の筋緊張
野心	かんしゃく的な会話口調
競争心	手を握りしめたり，歯を食いしばる
高い要求水準	

（文献26より）

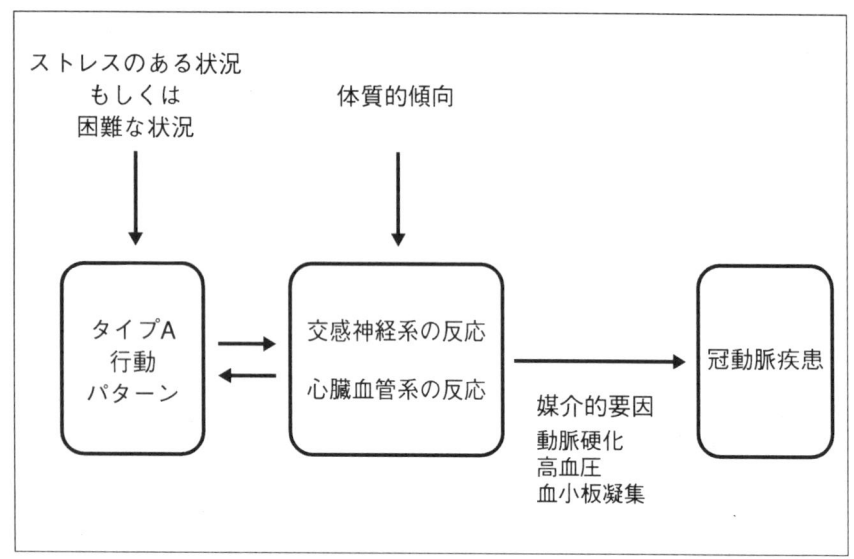

図2-1. タイプA行動と冠動脈疾患の発生モデル（文献36より）

心臓血管性反応の現れ方に影響を与える可能性があるとされた[36]。Smithら[69]によると，TABPの人は単純に環境の変化に反応しているのではなく，特有な認知，行動，感情を求める。つまり，自らの思考，行動によってストレス状況を求め作るのである。

Price[56]はTABPの形成を説明するために，社会的学習理論から包括的な仮説的モデルを作り，行動に対する社会的，文化的，環境的，人格的原型（例えば，文化的信念，社会に順応するための手段，生理学的要因など）が認知，生理的要因と相互に作用し，信念と恐怖の中核的な構え（例えば，常に何かを成し遂げなければならないという信念，十分な備えが足りないのではという恐れ）が形成されるという仮説をたてた。これらは，翻ってTABPを顕著にする要因にもなる。社会的学習理論では，フィードバックされ行動を強化するTABPによる環境・人格的な結果からも，TABPの一部が決定されると強調している[56]。

TABPはいくつかの方法で測定可能である[10]。構造化面接[58]はタイプA的行動を作り出す挑戦的な態度を定義し，適切な質問で構成されている。構造化面接は心的反応内容と顔の表情，身振り手振り，話し方などを含む特異な行動を測定する。構造化面接はTABPを評価するコントロールスタディに使用されてきたが，研究によって異なる面接方法が使用され，タイプA的行動の異なる指標が用いられ，異なったスコアの付け方をされた。読者は諸研究の検討をする際にこのことを念頭に置いておかなければならない。自己記入式質問票を利用したものでは，Jenkins Activity Survey[33]が最も有名である。しかし，この調査は行動の構成要素に対してあまり感度の良いものではなく，TABPの怒り―敵意の要素を過小評価している[36]。

図2-1で定義した関連を裏付けるデータを下記に示す。第1に，TABPとCAD発生の危険性増大との関連を示す研究結果を検討する。第2に，TABPの構成要素とCADとの関連を示すデータを提示する。第3に，交感神経および心臓血管系の生理的反応の増大とTABPの関連を示すデータを提示する

TABP：疫学的研究

臨床的に心臓血管疾患が発現に対する危険因子としてのTABPについて，三つの前方視的研究がある[25,30,60]。CADの既往のない3200人の勤労男性を対象とした西欧共同研究では，8.5年の追跡調査を行った[60]。タイプAの人はタイプBと較べると2倍のCADの発症率であった。この相関は従来から指摘されてきた危険因子を統計学的補正した後にも認められた。ホワイトカラーの男性において，タイプA行動は，CADと心筋梗塞（MI）の8年間の発症率の危険因子であることがFramingham Heart Studyから示された[30]。TABPが45-64歳の女性でもCADの危険因子であるとの研究がある[30]。フランス―ベルギー共同研究でも，TABPがCAD，MI，突然死の独立した予測因子であることが見いだされた。この研究は欧州共同体の研究開始時健康な男性の5年追跡調査を基にしている。しかし，西欧共同研究のデータの追加分析によると，8.5年および22年の追跡調査ではTABP全体（global TABP）はCADによる死亡の有意な危険因子ではないことが明らかになり，上述の三つの研究の有意な結果が修正されている[57]。

この3研究はCADの既往のない健康成人を全て対象としていたが，MIまた

は従来からいわれている危険因子をもつ患者を対象とした研究では，TABPとその後のCAD発症の間には相関が認められなかった[16, 64, 65]。さらに，Rosenman[59]は，MIがあるタイプAの対象者においてはタイプBと比して追跡期間中の死亡率は低かったと報告している。この研究結果はMatthewsら[44]によってメタ・アナリシスされ，TABPの項目全体とCADの有意な関連が見いだされたのは一般人口が対象の研究だけだった。CADに対する危険性の高い患者群を対象とした調査では，TABPとCAD発生との間に有意な関連は認められなかった。さらにその後の研究でもこれらの所見が支持されている[1, 7]。しかし，再発性の心疾患に対する他の調査では，TABPは心疾患の中の突然死以外の死もしくは再発には関連がなかったが，突然死の有意な予測因子であることが明らかになった[11]。

以上を要約すると，疫学的調査からは，TABPはCADの発生の危険因子であるが，近年の調査ではCADの既往もしくはハイリスクの対象群においては，TABP全体のスコアが高いことが，突然死以外の致死的なエピソードの危険率を高めることはないことが示唆される。これらの所見によって，CADとより高い関連があるTABPの構成要素を見いだす研究が推進されることになった。

TABPと動脈造影検査

冠動脈撮影によるアテローム性動脈硬化の程度とTABPとの関連を調査する研究が多く行われた[9, 24, 74, 76]。しかし，1985年においては，動脈造影によるCADの程度とTABP項目全体との関連を見いだすことができなかった[54]。Williamsら[74]は，2200人以上の患者を対象とし，構造化面接によってTABPを評価し，他の危険因子を補正してもなおCAD重症度とTABPの間に有意な相関が見いだされた。しかし，この関連性がみられたのは45歳以下の患者群のみだった。

Pickering[54]は研究結果間の矛盾をTABPの研究での多くの交絡因子を挙げ考察している。研究方法の違い，対象選択によるバイアス，真のコントロール群の欠如を指摘している。さらに，Pickeringによると，動脈造影による冠動脈の動脈硬化の程度と関連がある唯一の危険因子は，高コレステロール血症であった。そして，動脈造影による動脈硬化の測定を，CDAの発生に関する行動

諸要因の役割を評価する「ゴールド・スタンダード」にすべきでないと結論している。Millerら[48]は,動脈造影を施行される患者群に付随するバイアスを処理する方法を提唱した。1991年のある論評[53]では,そのような研究によってCADと危険因子との関連を明確にされると提唱されている。その後行われたTABPの構成要素と動脈造影で定義されたCADとの関係を調査したところ,有意な関連が見いだされた[20,66]。

タイプA行動パターンの構成要素

1980年以降,TABPの全体項目の測定からCADに強い関連があるTABPの中の構成因子を同定しようとされてきた。ここにその成果を簡単にレビューする。この問題に対するより徹底した議論は,他の論考を参照されたい[21,40,73]。

ミネソタ性格検査(Minnesota Multiphasic Personality Inventory:MMPI)[29]から作られたCook-Medley敵意検査[17]を利用して,敵意を心理学的に測定し,CADの発生と死亡率に対する予測因子に敵意がなりうるかを調べる三つの前方視的研究が行われた[5,63]。敵意には,従来から指摘されてきた危険因子から独立した関連性があることが明らかになった。Shekelleら[63]は,1877人の中年期男性を対象とし,MMPIを調査開始時に行い,10年間の冠動脈性心疾患(CHD)の発生を追跡調査した。CHDのエピソードの発生率は敵意スコアが高いと増加することが示された。Barefootら[5]は,255人の内科医に対して25年間追跡調査した。内科医は,調査開始時にMMPI検査を受けた。調査開始時に敵意スコアが高いものはCHDの発生率が約5倍であった。3番目の前方視研究は,Barefootらが118人の法学の学生を25年追跡調査したものである[6]。調査開始時の敵意スコアの高さに比例して,あらゆる原因での死亡率が高くなっていた。この研究では,Cook-Medley敵意スケールのシニシズム,敵対感情,攻撃的反応の下位項目が全スコアより生存に強く関連することが推測された。

Almadaら[2]は,Cook-Medley敵意検査の中のシニシズム成分と近似したスケールをMMPIから作り,シニシズムが冠動脈死と全ての原因の死亡率の予測因子になることが,男性対象者で見いだされたことを報告している。また,敵意の高さと喫煙,アルコール消費量の多さが関連していることを示した。他の研究では,Cook-Medley敵意スコアが運動不足,喫煙,アルコール,肥満(BMIが高い),カロリー過量摂取,カフェイン消費量の増大といった不健康な

習慣と関連していることが明らかになった[67]。これらの研究は，シニカルな敵意に由来するCADと死亡率の危険性が不健康な行動の影響である可能性を示唆している。

　これらの前方視的調査の結果はその後の三つの研究[31,38,46]では，追認されなかったことから慎重にみる必要がある。この矛盾した結果の一部は研究方法の違いとして説明できるかもしれない[21]。Cook-Medley敵意検査はあからさまな攻撃的行動や一般的な感情的苦痛よりも懐疑心，恨み，頻回の怒り，シニカルで他者を信用しない傾向を評価していると考えられる[70]。敵意の指標が高い人は，忍耐力が低く，怒りを表現しやすく，よくひどい喧嘩をし，満足な社会的な支持が受けにくい。Barefootら[6]は，敵意スケールの概念妥当性を分析し，シニカルな態度，怒り体験，攻撃性を伴った欲求不満への反応を含んだ項目を導き出した。

　構造化面接による行動評価としての「敵意の強さ」は，CADとCHDに対して特徴的な病理性をもつと考えられてきた[21]。「敵意の強さ」は，回答の中の敵対的内容，敵対的反応の強さ，面接者との相互作用の中の敵対的態度を反映している[18]。動脈造影による二つの研究結果では，敵意の強さが他の危険因子から独立してCADの程度との関連があることを支持するものであった。冠動脈撮影が施行された2000人以上の患者から無作為に抽出された131人を対象とした研究では，敵意の強さと構造化面接で怒りの抑制と評価される「怒りを貯めること」が冠動脈疾患の重症度の予測因子になることが示された[20]。「怒りを貯める」傾向がある場合のみに，敵意の強さがCADの転帰と関連しているという興味深い結果が示された。このことから，敵意の強さとその表現の抑制の複合がCADの病原的意味を持つことが示唆された。同じ研究グループが他の対象で行った動脈造影研究においても，敵意の強さとCADの重症度との間に有意な関連があるという所見が追認された[39]。しかし，先行研究と違い，CADの程度の予測因子として，敵意の強さと「怒りを貯めること」が相互に作用はしていなかった。

　いくつかの前方視的研究において，敵意と怒りがCHDの発症率と関連していることが見いだされた[67]。西欧共同研究[45]では，敵意の強さを構造化面接によって評価し，CHDの発症と関連あることを報告されている。Heckerら[32]は，

西欧共同研究における8.5年の追跡調査をもとに，CHD群とコントロール群のTABPの下位項目を比較した。構造化面接から下位項目を評価し，敵意の強さが従来から指摘されてきた危険因子から独立したCHDの発症率の最も強い予測因子であることが明らかになった。Framingham調査では，怒りを貯め込む（外部に怒りをあらわさない）ことが女性とホワイトカラーの男性の8年間でのCAD発症率の予測因子であった[40]。39歳から59歳の3750人のフィンランド男性を対象とした調査では，いらいらしやすい，怒りを抱きやすい，口論をしやすいという項目から敵意を抱きやすいと判断されたものが，3年間の追跡調査期間中に，虚血性心疾患が主である全死亡率が有意に高まることがわかった[35]。しかし，敵意と死亡率との関係は，高血圧もしくは虚血性心疾患をもともと有していた男性に限られたものであった。このことから，敵意は既存の生理的危険因子と一緒になって死亡率を高めた可能性が示唆される。

　全体の構成概念より，敵意の特定の側面が強い病理性を有することを示唆する報告がある。Siegmanら[66]は，Buss-Durkee敵意テスト[13]の因子分析を行い，神経症的敵意と表出性敵意の二つの要因を抽出した。これらの測定は冠動脈造影が行われた患者を対象として行われた。CADの重症度と，神経症的敵意は負の相関を，表出性敵意は正の相関をすることが示された。表出性敵意はCADに対する特有の病理性を有するようである。Dembroskiら[21]は，敵意が冠動脈疾患での死亡と致死的でない心筋梗塞の相対危険率を高めるという仮説を検証した。7年間の追跡調査によって，CAD患者（192人）とコントロール群（384人）を対象として，敵意の相互に関連がある三つの構成因子を含めてTABPについて比較した。敵意の強さを示す総得点がCHDの発症率と関連していた。しかし，敵意の構成因子である「敵対的様式」が，従来からの危険因子から独立して，CHD発症率と最も有意な相関を示した。「敵対的様式」は，TABPの構造化面接において記録される敵対的相互作用を反映している[21]。

　TABPの構成因子の中で，表出性敵意と敵対的相互作用がCADとCHDの最も強い危険因子といえるようである。他人へのシニカルな不信と怒りの感情的体験を含む敵意も，CADの発症と死亡の予測因子であることもわかってきている。冠動脈疾患に対する敵意の影響は，喫煙や飲酒のような他の危険因子となる行動への影響に媒介されているのかもしれない[67]。敵意の増加は，非白人，

社会経済的階層が低い男性，低学歴のような特定の人口統計的特徴とも関連している[8,62]。敵意スコアが健康保健行動を強く反映しているため，敵意は一般人口の中で心疾患の発生率にムラがあることを説明する危険因子の一つかもしれない[8,62]。

TABP 治療と CAD の転帰

TABPに対する心理療法の効果をみた18のコントロール・スタディのメタ分析によれば，TABPスコアを標準偏差の1/2減少させる心理療法は，治療的介入の文献全体と比較してある程度の効果があると見なされた[51]。冠動脈疾患の臨床的転帰に対するTABPへの心理療法の効果のメタ分析から，1年間の虚血発作と死亡に対して，必ずしも強くはないが，有意な効果があることを見いだされた。さらに，3年間の追跡調査を行った二つの研究から，虚血発作が50％減少し極めて高い効果があることがわかった。

メタ分析された二つの長期研究の一つの Recurrent Coronary Prevention Projectでは，4年半の冠動脈疾患の追跡調査の結果が報告された[55]。通常の心筋梗塞後の治療に加えてタイプA行動へのカウンセリングによって，3年後のタイプA行動の有意な減少と44％の発作再発の減少を認めた[27]。4年半後においては，タイプA行動へのカウンセリングと非致死的心筋梗塞発現の減少との間の相関が維持されが，タイプAへのカウンセリングによる心臓死の抑制効果が認められたのは心機能良好な群だけであった。タイプAへのカウンセリングはタイプA行動の敵意，時間に追われる行動，短気といった構成因子も有意に減少させ，抑うつと怒りも減り，ソーシャルサポートと満足度の上昇を認めた[47]。これらの結果から，タイプAへのカウンセリングの特異的・非特異的効果が臨床的転帰改善に関与していることが示唆される。この種の研究は少ないが，TABPに対する心理療法は臨床的転帰を向上させるようである。

環境からの刺激への生理的反応亢進：TABP の精神生理的関連

TABPは交感神経系および心臓血管系の反応へ影響を与えることによってCADを発生させるという仮説はすでに述べたとおりである（図2-1）。TABPは病的な神経内分泌および心臓血管系反応の反復，過剰な活性化を導くものと考えられている[36,40]。TABPの人は，ストレスとなるような課題を与えられる

と，血圧，心拍数，カテコールアミン分泌の上昇を示すとする報告が多数ある[36,40,75]。課題の内容がTABPの過剰な反応の重要な媒介的な要因となるように感じられるが，TABP群では，冠動脈バイパス手術中の意識がない時に，収縮血圧の過剰な上昇が報告されている[36]。敵意のようなTABPの構成因子も，心臓血管系の過剰反応と関連している[19,28,68,71,72]。心臓血管系の反応，TABP，高血圧の関係については第3章で論究する。

　タイプA行動による交感神経系活性化が動脈硬化と臨床的冠動脈疾患の形成に関与しているとする重要な研究結果がある[37,40,50]。最も重要な事実は，霊長類の実験からのものである。中等度のアテローム惹起性食事を摂取させた場合，捕獲される恐怖というストレスに過剰な反応をするサルは，冠動脈硬化の進展が，低反応のサルの2倍を示すと報告されている[40,42]。高血圧や血圧過変動のような血液動態と血小板凝集能や血管緊張へのカテコールアミンの影響といった神経内分泌によって，心臓血管系反応とCADの関係が説明されてきたが，その機序は十分に解明されていない[5,40,43]。さらに，人間においては，ストレスに対する生理的反応とCADの関連をみる研究は少なく，結果も一定しないことに留意すべきである。しかし，TABPとその構成因子が心臓血管系反応と関連するという事実が，これらの要因の心臓血管疾患発生への関与を間接的に示す証拠となっている。

感情状態

抑うつ

　未治療の大うつ病エピソード患者は，突然死を主とする心臓血管系死亡の危険率が上昇する[4,49]。構造化面接によってDSM-Ⅲの大うつ病障害の診断基準を満たすものが，心臓カテーテル後12ヶ月間の心筋梗塞，動脈形成術，冠動脈バイパス術，死亡など心臓疾患の主要なエピソードの最も高い予測因子であった[15]。これは，CADの重症度，左心室駆出力，喫煙から独立した危険因子であった。他の研究では，心臓疾患の有無に関わらず，大うつ病障害の患者は交感神経系活動が増加していたことが示された[14,23]。このことが，潜在する心臓疾患をもつ患者の冠動脈性エピソードの危険率を高める機序であるかもしれない。

大うつ病が，心臓疾患の発症率と死亡率の危険性を高めることを示す事実がある。確かに，これらの結果から一般化することはできないし，大うつ病の診断基準に満たない抑うつ症状のある人でも心臓血管疾患の発症率が高くなるとはいえないだろう。しかし，抑うつ症状と心臓疾患との関連に注目した三つの研究結果から，自己記入式うつ症状と突然死[12]，重篤な心室性不整脈[12]，心停止[1]との間に関連があることが明らかになった。

他の研究では，抑うつ症状もしくはうつ気分とCADの転帰との関連に注目した。13の文献のメタ分析[10]によると，抑うつが心筋梗塞，狭心症，心臓死などCHDの転帰と関連しており，さらに，TABPより強い関連をもっていることが明らかになった。六つの前方視的研究だけを取り上げた分析からも，抑うつは心臓疾患の転帰に強く関連し，転帰の原因的関係を有していることが示唆された[10]。しかし，その後のメタ分析[44]では，慎重に文献を選び，対象者の人数で重み付けをしたところ，抑うつが心臓疾患の危険因子ではないとされた。

このように，臨床的なうつ障害が心臓血管疾患の発症と死亡に関連することは明らかであるが，患者の抑うつ症状と心臓疾患の転帰との関連は明確でない。抑うつと心室性不整脈，心停止，突然死との関連を示す事実が明らかになるかもしれないので，心臓血管疾患の終末期に注目した研究が一層必要である。

不安

不安とCHDの転帰の関係についての15の論文のメタ分析がある[10]。それによると，不安はわずかにCHDの転帰に関連していた。さらに，その内，三研究だけが前方視的研究であった。1977年以降の研究だけをメタ分析する[10]と，不安と転帰の間には関連が認められなかった。Matthews[44]は慎重な基準でメタ分析を行い，二研究だけが不安の基準をみたし，一研究のみで有意な正の関係が認められた。この研究の転帰判定は，患者の胸痛の訴えに基づいているので，軽度な転帰として狭心症に基づくものであった。これらの結果から，不安症状とCADと発生・進行との関連は不明確であると言わざるを得ない。

第3章では，急性の状況的ストレスに注目することによって，心理的要因とCADと突然死との関連を検討したい。ライフイベントの形での急性ストレスが，心臓疾患を有する患者の重症な心室性不整脈と突然死の誘因である可能性がある。急性心筋梗塞と心臓外科に関連する不安についても3章で簡潔に述べる。

文　献

1) Ahern DK, Gorkin L, Anderson JL, et al: Biobehavioral variables and mortality or cardiac arrest in the Cardiac Arrhythmia Pilot Study (CAPS). Am J Cardiol 66:59–62, 1990
2) Almada SJ, Zonderman AB, Shekelle RB, et al: Neuroticism and cynicism and risk of death in middle-aged men: the Western Electric Study. Psychosom Med 53:165–175, 1991
3) American Psychiatric Association: Diagnostic and Statistical Manual of Mental Disorders, 3rd Edition. Washington, DC, American Psychiatric Association, 1980
4) Avery D, Winokur G: Mortality in depressed patients treated with electroconvulsive therapy and antidepressants. Arch Gen Psychiatry 33:1029–1037, 1976
5) Barefoot JC, Dahlstrom WC, Williams RB: Hostility, CHD incidence and total mortality: a 25-year follow-up study of 255 physicians. Psychosom Med 45:59–63, 1983
6) Barefoot JC, Dodge KA, Peterson BL, et al: The Cook-Medley Hostility Scale: item content and ability to predict survival. Psychosom Med 51:46–57, 1989a
7) Barefoot JC, Peterson BC, Harrell FE Jr, et al: Type A behavior and survival: a follow-up study of 1,467 patients with coronary artery disease. Am J Cardiol 64:427–432, 1989b
8) Barefoot JC, Peterson BL, Dahlstrom WG, et al: Hostility patterns and health implications: correlates of Cook-Medley Hostility Scale scores in a national survey. Health Psychol 10:18–24, 1991
9) Blumenthal JA, Williams RB, Kong Y, et al: Type A behavior pattern and coronary atherosclerosis. Circulation 58:634–639, 1978
10) Booth-Kewley S, Friedman HS: Psychological predictors of heart disease: a quantitative review. Psychol Bull 101:343–362, 1987
11) Brackett CD, Powell LH: Psychosocial and physiological predictors of sudden cardiac death after healing of acute myocardial infarction. Am J Cardiol 61:979–983, 1988
12) Bruhn J, Paredes A, Adsert C, et al: Psychosocial predictors of sudden death in myocardial infarction. J Psychosom Res 18:187–191, 1974
13) Buss AH, Durkee A: An inventory of assessing different kinds of hostility. Journal of Consulting Psychology 21:343–349, 1957
14) Carney RM, Rich MW, teVelde A, et al: Heart rate, heart rate variability and depression in patients with coronary artery disease. J Psychosom Res 32:159–

164, 1988a
15) Carney RM, Rich MW, Freedland KE, et al: Major depressive disorder predicts cardiac events in patients with coronary artery disease. Psychosom Med 50:627–633, 1988b
16) Case RB, Heller SS, Case NB, et al: Type A behavior and survival after acute myocardial infarction. N Engl J Med 312:737–741, 1985
17) Cook W, Medley D: Proposed hostility and pharisaic-virtue scales for the MMPI. J Appl Psychol 238:414–418, 1954
18) Dembroski TM, MacDougall JM: Behavioral and psychophysiological perspectives on coronary-prone behavior, in Biobehavioral Bases of Coronary Heart Disease. Edited by Dembroski TM, Schmidt TN, Blumchen G. New York, Karger, 1983, pp 106–129
19) Dembroski TM, MacDougall JM, Herd JA, et al: Effects of level of challenge on pressor and heart rate responses in Type A and Type B subjects. Journal of Applied Social Psychology 9:208–228, 1979
20) Dembroski TM, MacDougall JM, Williams RB, et al: Components of Type A, hostility, and anger-in: relationship to angiographic findings. Psychosom Med 47:219–233, 1985
21) Dembroski TM, MacDougall JM, Costa PT, et al: Components of hostility as predictors of sudden death and myocardial infarction in the Multiple Risk Factor Intervention Trial. Psychosom Med 51:514–522, 1989
22) Dorian B, Taylor CB: Stress factors in the development of coronary artery disease. J Occup Med 26:747–756, 1984
23) Esler M, Turbott J, Schwartz R, et al: The peripheral kinetics of norepinephrine in depressive illness. Arch Gen Psychiatry 39:285–300, 1982
24) Frank KA, Heller SS, Kornfeld DS, et al: Type A behavior pattern and coronary angiographic findings. JAMA 240:761–763, 1978
25) French-Belgian Cooperative Group: Ischemic heart disease and psychological patterns: prevalence and incidence studies in Belgium and France. Adv Cardiol 29:25–31, 1982
26) Friedman M: Pathogenesis of Coronary Artery Disease. New York, McGraw-Hill, 1969
27) Friedman M, Thoresen CE, Gill JJ, et al: Alteration of Type A behavior and reduction in cardiac recurrences in postmyocardial infarction patients. Am Heart J 108:237–248, 1984
28) Glass DC, Lake CR, Contrada RJ, et al: Stability of individual differences in physiological responses to stress. Health Psychol 2:317–341, 1983
29) Hathaway SR, McKinley JC: Minnesota Multiphasic Personality Inventory. Min-

neapolis, MN, University of Minnesota, 1943
30) Haynes SG, Feinleib M: Women, work, and coronary heart disease: prospective findings from the Framingham heart study. Am J Public Health 70:133–141, 1980
31) Hearn MD, Murray DM, Luepker RV: Hostility, coronary heart disease and total mortality: a 33-year follow-up study of university students. J Behav Med 12:105–121, 1989
32) Hecker MHL, Chesney MA, Black GW, et al: Coronary-prone behaviors in the Western Collaborative Group Study. Psychosom Med 50:153–164, 1988
33) Jenkins CD, Zyzanski SK, Rosenman RH: Coronary-prone behavior: one pattern or several? Psychosom Med 40:24–43, 1978
34) Keys A, Taylor HL, Blackburn H, et al: Mortality and coronary heart disease among men studied for 23 years. Arch Intern Med 128:201–214, 1971
35) Koskenvuo M, Kaprio J, Rose RJ, et al: Hostility as a risk factor for mortality and ischemic heart disease in men. Psychosom Med 50:330–340, 1988
36) Krantz DS, Durel LA: Psychobiological substrates of the Type A behavior pattern. Health Psychol 2:393–411, 1983
37) Krantz DS, Manuck SB: Acute psychophysiologic reactivity and risk of cardiovascular disease: a review and methodologic critique. Psychol Bull 96:435–464, 1984
38) Leon GR, Finn SE, Murray D, et al: Inability to predict cardiovascular disease from hostility scores or MMPI items related to Type A behavior. J Consult Clin Psychol 56:597–600, 1988
39) MacDougall JM, Dembroski TM, Dimsdale JE, et al: Components of Type A, hostility, and anger-in: further relationships to angiographic findings. Health Psychol 4:137–152, 1985
40) Manuck SB, Kaplan JR, Matthews KA: Behavioral antecedents of coronary heart disease and atherosclerosis. Arteriosclerosis 6:2–14, 1986
41) Manuck SB, Kaplan JR, Adams MR, et al: Behaviorally elicited heart rate reactivity and atherosclerosis in female Cynomologus monkeys (*Macaca fascicularis*). Psychosom Med 51:306–318, 1989
42) Manuck SB, Olsson G, Hjemdahl P, et al: Does cardiovascular reactivity to mental stress have prognostic value in postinfarction patients? a pilot study. Psychosom Med 55:37–43, 1992
43) Markovitz JH, Matthews KA: Platelets and coronary heart disease: potential psychophysiologic mechanisms. Psychosom Med 53:643–668, 1991
44) Matthews KA: Coronary heart disease and Type A behaviors: update on and alternative to the Booth-Kewley and Friedman (1987) quantitative review. Psychol

Bull 104:373-380, 1988
45) Matthews KA, Glass DC, Rosenman RH, et al: Competitive drive, pattern A, and coronary heart disease: a further analysis of some data from the Western Collaborative Group Study. Journal of Chronic Disease 30:489-498, 1977
46) McCranie EW, Watkins L, Brandsma J, et al: Hostility, coronary heart disease (CHD) incidence, and total mortality: lack of association in a 25-year followup study of 478 physicians. J Behav Med 9:119-125, 1986
47) Mendes de Leon CF, Powell LH, Kaplan BH: Change in coronary-prone behaviors in the Recurrent Coronary Preventions Project. Psychosom Med 53:407-419, 1991
48) Miller TQ, Turner CW, Tindale RS, et al: Disease based spectrum bias in referred samples and the relationship between Type A behavior and coronary artery disease. J Clin Epidemiol 41:1139-1149, 1988
49) Murphy JM, Monson PR, Olivier DC, et al: Affective disorders and mortality: a general population study. Arch Gen Psychiatry 44:473-480, 1987
50) Niaura R, Stoney CM, Herbert PN: Lipids in psychological research: the last decade. Biol Psychol 34:1-43, 1992
51) Nunes EV, Frank KA, Kornfeld DS: Psychologic treatment for the Type A behavior pattern and for coronary heart disease: a meta analysis of the literature. Psychosom Med 48:159-173, 1987
52) Orth-Gomér K, Edwards ME, Erhardt L, et al: Relation between ventricular arrhythmias and psychologic profile. Acta Medica Scandinavica 207:31-36, 1980
53) Pearson TA, Derby CA: Invited commentary: should arteriographic case-control studies be used to identify causes of atherosclerotic coronary artery disease? Am J Epidemiol 134:123-128, 1991
54) Pickering TG: Should studies of patients undergoing coronary angiography be used to evaluate the role of behavioral risk factors for coronary heart disease? J Behav Med 8:203-213, 1985
55) Powell LH, Thoresen CE: Effects of Type A behavioral counseling and severity of prior acute myocardial infarction on survival. Am J Cardiol 62:1159-1163, 1988
56) Price VA: Type A Behavior Pattern: A Model for Research and Practice. New York, Academic Press, 1982
57) Ragland DR, Brand RJ: Type A behavior and mortality from coronary heart disease. N Engl J Med 318:65-69, 1988
58) Rosenman RH: The interview method of assessment of the coronary-prone behavior pattern, in Coronary-Prone Behavior. Edited by Dembroski TM, Weiss S,

Shields J, et al. New York, Springer-Verlag, 1978, pp 55–69
59) Rosenman RH: The impact of anxiety on the cardiovascular system. Psychosomatics 26 (suppl):6–15, 1985
60) Rosenman RH, Brand RJ, Jenkins CD, et al: Coronary heart disease in the Western Collaborative Group Study: final follow-up experience of eight and one-half years. JAMA 233:872–877, 1975
61) Russek LG, King SH, Russek SJ, et al: The Harvard Mastery of Stress Study 35-year follow-up: prognostic significance of patterns of psychophysiological arousal and adaption. Psychosom Med 52:271–285, 1990
62) Scherwitz L, Perkins L, Chesney M, et al: Cook-Medley Hostility Scale and subsets: relationship to demographic and psychosocial characteristics in young adults in the CARDIA study. Psychosom Med 53:36–49, 1991
63) Shekelle RB, Gale M, Ostfield A, et al: Hostility, risk of coronary heart disease, and mortality. Psychosom Med 45:109–114, 1983
64) Shekelle RB, Gale M, Norusis M: For the Aspirin Myocardial Infarction Study Research Group: Type A score (Jenkins Activity Survey) and risk of recurrent coronary heart disease in the Aspirin Myocardial Infarction Study. Am J Cardiol 56:221–225, 1985a
65) Shekelle RB, Hulley SB, Neaton J, et al: The MRFIT behavioral pattern study, I: Type A behavior pattern and risk of coronary death in MRFIT. Am J Epidemiol 122:559–570, 1985b
66) Siegman AW, Dembroski TM, Ringel N: Components of hostility and the severity of coronary artery disease. Psychosom Med 49:127–135, 1987
67) Smith TW: Hostility and health: current status of a psychosomatic hypothesis. Health Psychol 11:139–150, 1992
68) Smith TW, Allred KD: Blood-pressure responses during social interaction in high- and low-cynically hostile males. J Behav Med 12:135–143, 1989
69) Smith TW, Anderson NB: Models of personality and disease: an interactional approach to Type A behavior and cardiovascular risk. J Pers Soc Psychol 50:1166–1173, 1986
70) Smith TW, Frohm KD: What's so unhealthy about hostility? construct validity and psychosocial correlates of the Cook and Medley Ho Scale. Health Psychol 4:503–520, 1985
71) Suarez EC, Williams RB Jr: Situational determinants of cardiovascular and emotional reactivity in high and low hostile men. Psychosom Med 51:404–418, 1989
72) Weidner G, Friend R, Ficarrotto TJ, et al: Hostility and cardiovascular reactivity to stress in women and men. Psychosom Med 51:36–45, 1989

73) Williams RB, Anderson NB: Hostility and coronary heart disease, in Cardiovascular Disease and Behavior. Edited by Elias JW, Marshall PH. Washington, DC, Hemisphere/Harper & Row, 1987, pp 17–37
74) Williams RB, Barefoot JC, Haney TL, et al: Type A behavior and angiographically documented coronary atherosclerosis in a sample of 2,289 patients. Psychosom Med 50:139–152, 1988
75) Williams R Jr, Suarez EC, Kuhn CM, et al: Biobehavioral basis of coronary-prone behavior in middle-aged men, part I: evidence for chronic SNS activation in Type As. Psychosom Med 53:517–527, 1991
76) Zyzanski SJ, Jenkins CD, Ryan TJ, et al: Psychological correlates of coronary angiographic findings. Arch Intern Med 136:1234–1237, 1976

第2章訳者注
タイプA行動関連と抑うつに関する文献を挙げる。抑うつとCHDとの関連に強い関心が集まってきている。

1) Ariyo, A. A., Haan, M., Tangen, C. M., Rutledge, J. C., Cushman, M., Dobs, A., & Furberg, C. D. (2000) Depressive symptoms and risks of coronary heart disease and mortality in elderly Americans. Cardiovascular Health Study Collaborative Research Group. Circulation, 102 (15) ,1773-1779.
CHDのない高齢者（65歳以上）4493人を対象とした前方視的研究によって、抑うつ症状がCHDの発生と全体の死亡率の危険因子であることを明らかにした。

2) Ford, D. E., Mead, L. A., Chang, P. P., Cooper-Patrick, L., Wang, N. Y., & Klag, M. J. (1998) Depression is a risk factor for coronary artery disease in men : the precursors study. Arch Intern Med, 158 (13) ,1422-1426.
Johns Hopkins Precursors Studyの30年以上にわたる前方視的研究に基づく臨床的うつ状態が男性の冠動脈疾患発生の危険因子になることを示した報告。

3) Hemingway, H., & Marmot, M. (1999) Evidence based cardiology : psychosocial factors in the aetiology and prognosis of coronary heart disease. Systematic review of prospective cohort studies. BMJ, 318, 1460-1467.
心理社会的因子と冠動脈疾患の発生と死亡に関する総説。前方視的研究をまとめ、研究課題を列挙している。本章の課題が今だ十分に明らかにはなっていないことがわかる。

4) Kaufmann MW, Fitzgibbons JP, Sussman EJ, Reed 3rd JF, Einfalt JM, Rodgers JK, Fricchione GL. (1999) Relation between myocardial infarction, depression, hos-

tilily and death. Am Heart J;138:549-554.
  心筋梗塞後12ヶ月の死亡に関して，抑うつは死亡率を高めるが，敵意は危険因子ではなかったと述べている。

5) Musselman, D. L., Evans, D. L., & Nemeroff, C. B.（1998）The relationship of depression to cardiovascular disease：epidemiology, biology, and treatment. Arch Gen Psychiatry, 55（7），580-592.
  抑うつが心臓血管疾患の発症と死亡の危険因子であることを呈示した総説。その生物学的な考察がよく引用される論文。

6) Myrtek, M.（2001）Meta-analyses of prospective studies on coronary heart disease, type A personality, and hostility. Int J Cardiol, 79（2-3），245-251.
  タイプA行動と「敵意」に関する前方視的研究の統計的処理によるメタアナリス。冠動脈疾患との関連について，タイプA行動全体では関連が乏しく，「敵意」は関連があるがその関連は強くないと結論づけている。

7) Tennant, C., & McLean, L.（2001）The impact of emotions on coronary heart disease risk. J Cardiovasc Risk, 8（3），175-183.
  タイプA行動を含めた心理的要因を簡潔にまとめた総説。「敵意」や「怒り」は冠動脈疾患の発症に関する危険因子となるが，発症後の死亡率に関しては見解が分かれていることを示している。抑うつは関連する報告が多いとしている。

8) Williams JE, Paton CC, Siegler IC, Eigenbrodt ML, Nieto FJ, Tyroler HA（2000）Anger proneness predicts coronary heart disease risk. Circulation;101: 2034-2039.
  「怒り」と冠動脈疾患の関連について，12986人を対象にした前方視的研究。正常血圧の中年の男女ともに「怒りやすさ」が従来からの危険因子から独立して，冠動脈疾患の罹患率と死亡の危険因子になることを明らかにしている。

第3章

心臓血管疾患 II
― 冠動脈疾患と突然死および高血圧 ―

Raymond Niaura, Ph.D.
Michael G. Goldstein, M.D.

　この章では，引き続き心理的要因が冠動脈疾患（CAD）に与える影響と突然死の関連について検討する。ストレスのあるライフイベント・状況のような急性の状況的ストレスと心臓血管疾患の転帰との関連についての研究結果を検討する。心室性不整脈および突然死だけでなく，心筋虚血と精神的ストレスとの関連についても述べる。集中治療室の患者のストレスについても簡単にふれる。そして，社会文化的要因や対人関係について最後に議論する。

急性の状況的ストレス

突然死と心室性不整脈

　突然死と急性のライフイベントとの関係を調べた研究は多くなされてきた[13, 18, 22, 29, 44, 51, 58, 61]。例えば，Reich ら[51]は，不整脈治療を受けた患者の21％で，深刻な心室性不整脈発症と情動的誘因が関連していたことを見いだした。重症の不整脈を生じやすいQT延長症候群の患者において，Schwartz[54]はストレス性

交感神経興奮が不整脈に原因的な影響を与えていることを明確にした。Follickら[16]は，心筋梗塞での入院中の精神的疲弊が，1年間の外来における心電図上の心室性不整脈の出現の予測因子であったとしている。

実験的に誘発された心理的ストレスが，心室性不整脈患者の心室性不整脈の増加とともに心室細動の閾値を低下させると報告されている[40,61]。しかし，Follickら[16]の研究以外では，心理的ストレスと心室性不整脈・突然死との間に有意な関連性を見いだしたコントロールされた前方視的研究はない。さらに，Follickらのその後の報告[17]では，心筋梗塞を起こした後の患者を新たな対象として調査したが，心理学的測定と3，6，13ヶ月後の心室性不整脈との間に有意な関連性を見いだせなかったとしている。

Lown[39]は致死的心室細動発現のモデルを3要因の相互作用として呈示した。その3要因は以下のものである。
1）虚血性心疾患の存在によって増大する心室の電気的不安定性
2）抑うつやタイプA行動パターンのような心理的状態
3）誘因，例えば，情動を動かす出来事，演説，自動車の運転などといった急性のストレス

Kamarckら[29]は，急性心臓死の生物行動学的要因を包括的に検討し，突然死の精神生理学的理解のための広範なモデルを提案した（図3-1）。このモデルでは，心理的要因が自律神経系の賦活と関連し，それによって生理的変化が引き起こされ不整脈発生を促進するものと考えられている。このモデルに従えば，心理的要因とそれによってもたらされた自律神経系の賦活が，
1）動脈硬化などによってCADを促進する
2）冠動脈のれん縮，血小板凝集と粥腫の破裂などの「導火線的過程」
3）心室の頻脈性不整脈と徐脈などの致死的不整脈の直接的誘因
の異なる三つのレベルに作用し突然死を引き起こすものと想定されている。Schwartzら[55]は，副交感神経が心室性不整脈の防御的作用をするという事実を見出した。Kamarckら[29]が提唱したモデルは，この領域の今後の研究の方向を示しているといえる。そして，今後の研究のための五つの領域があることを指摘している。
1）生活上のストレスと突然の心臓死との関連を調査する疫学的研究

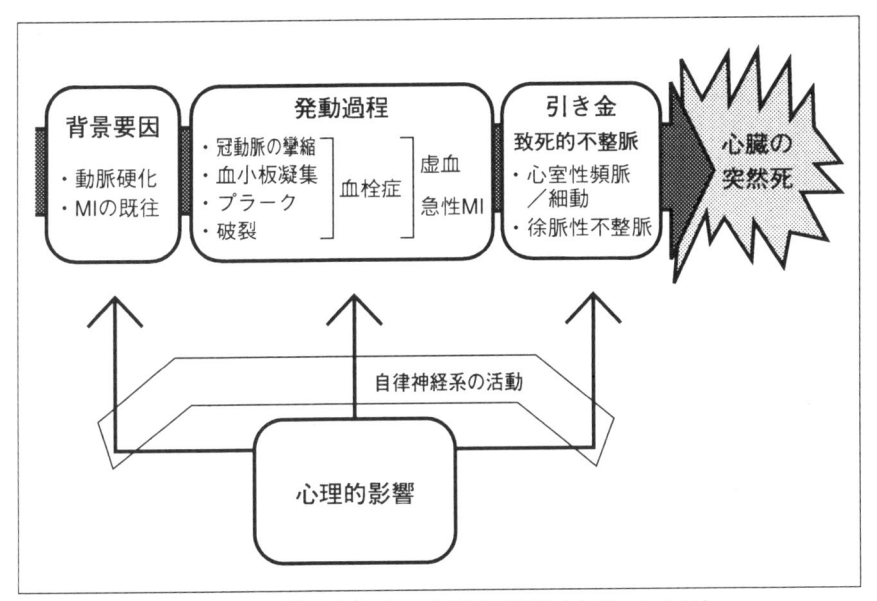

図3-1. 心臓の突然死に影響を与える心理的影響（文献29より）

2) 急性の心理的ストレスと不整脈・虚血性疾患との関連に焦点を当てた臨床研究
3) 急性のストレスに対する神経体液的，血行動態的な自律神経系の活動に着目した実験的研究
4) 自律神経系や心臓血管系反応性の個人差と突然の心臓死への脆弱性の関連を同定する研究
5) 突然の心臓死のハイリスク患者への心理行動的治療の効果の研究
Dimsdaleら[12]も，この領域への類似の研究課題を特定している。

精神的ストレスと心筋虚血

心筋の酸素需要が病的な冠動脈の血液供給能力を超える時や，冠動脈血管の

収縮が危険なレベルまで強くなった時に、心筋虚血が引き起こされる[15]。心筋虚血および狭心症の症状と精神的ストレスとの関係は、よく認識されてきた[10]。無症候性の心筋虚血はCAD患者に比較的よくみられ、身体的、精神的ストレスによって促進されるようである[10, 52, 56]。実験的研究では、Rozanskiら[52]は39人のCAD患者の様々な精神的ストレスの影響の比較を行ったところ、暗算、ストループ色彩—語テスト（Stroop color-word test）、演説の模擬などの精神的ストレスが与えられている間に、59％に心筋虚血があったが、その83％は無症候性であった。さらに、最もストレスの強い演説の間の異常の程度は、同じ患者の強い身体運動によって誘発される程度と有意な差がないほど強かった。心エコーや核医学的イメージングによる最新の技術を使用した研究においても、精神的ストレスの心臓機能への影響が明らかにされている[34, 37]。精神的ストレスによって無症候性心室機能不全を起こすCAD患者は、精神的ストレスによって心筋虚血が起こらない患者と比較すると、怒りを伴うストレスに反応しやすい傾向があった[8]。精神的ストレスが心筋虚血の重要な促進因子であるという事実は、CAD患者の治療にとって重要な意味がある。これらの患者に対しては、精神的ストレスの促進因子とその精神生理的反応に注目した介入が有効である可能性がある。

集中治療の影響

集中治療室での治療に伴う患者のストレスを簡潔に述べる。心臓外科、急性心筋梗塞、重度心筋虚血発作があった後の患者は、重症心室不整脈を起こしやすい[18, 29]。集中治療室では不安を高率に認める[20, 60]。不安に伴う交感神経系亢進が、これらの患者に不整脈が起きやすいことを説明するメカニズムかもしれない[18, 29]。集中治療室での患者には、不安を軽減する介入が有益かもしれない。ことに、重症心室性不整脈の既往の患者には有益であろう。集中治療室での不安に対する治療戦略については、Goldstein[20]やStern[60]が詳述している。

社会文化的要因と対人関係的要因

CADの発生に関与する心理的要因として過労と生活上のストレスも研究さ

れてきた[13, 41]。過労，仕事上の責任，不満が冠動脈疾患の危険因子となることが示されてきた[32]。職業的要因と冠動脈疾患についての文献的検討では，ある職業では，従来の危険因子から独立して，冠動脈疾患のリスクが増大するとされている[33, 35, 62]。Karasekら[30, 31]は，ハイリスクな職業を表す職業緊張モデルを提案した。このモデルでは，仕事上の高い緊張は，労働への要求度とその制御困難性（低い決定自由度）の相互作用として定義されている。

冠動脈疾患における職業緊張モデルを支持する所見が横断的研究と前方視的研究から得られている。スウェーデン男性を6年間追跡した前方視的研究では，高労力または低い状況制御の職業の人は，そのような職業でない人と比較して，1.3-1.4倍の胸痛・呼吸困難・高血圧などの冠動脈疾患の発症危険率を示した[30]。スウェーデン男性を対象とした横断的研究によって，シフト勤務と単調な仕事が心筋梗塞の危険因子となることが明らかになった[3]。さらに，低い決定自由度もしくは低い成長可能性という要素を併せ持つ消耗する仕事は，心筋梗塞の危険因子となっていた[3]。スウェーデンでの20-64歳の約95万人を対象とした1年間の前方視的研究では，職業の特性が入院と関連していた[4]。成長の可能性が低い上に消耗する仕事に従事している男性は，そのような職業以外の男性と比して，心筋梗塞の入院率が高かった（相対危険率：1.6）。女性では，単調労働で消耗する仕事の人が高い入院率を示した（相対危険率：1.6）。

アメリカ合衆国での研究でも，心臓血管疾患の危険因子としての職業緊張モデルを支持する所見が得られている。健康教育調査と全国健康栄養調査の対象者を含む横断的研究では，仕事上での緊張が高いと答えた勤労者に，従来の危険因子から独立して心筋梗塞の発生率が高かった[31]。Framingham studyのデータにおいても，職業緊張モデルが支持された。Lacroxら[36]は，900人の男女を職業上の緊張に基づいて分類した。さらに，それぞれの対象者によって緊張が評価された。男女を問わず，10年の追跡調査で，緊張の高い職業に就いている人は，緊張の低い対象者と比較し，約1.5倍の冠動脈疾患の危険性があることが明らかになった。事務職の女性と緊張の高い職業の女性では，緊張の自己採点が客観的な仕事の分類より，危険率をよくあらわしていた。

Johnsonら[28]は，スウェーデンの様々な職業の男女13779人を対象に，職業上の緊張，職場でのソーシャルサポート，心臓血管疾患の関係を調査した。要

求度の高い仕事，低い自由度，低いソーシャルサポートの組み合わせがあると，心臓血管疾患の危険率が最も高かった。3人以上の子供をもつ女性勤労者は子供のいない勤労女性と比較すると2倍冠動脈疾患になりやすいことも明らかになった。ことに，子供の養育への援助が少なかった事務勤労者に顕著であった[23]。これらのことから，職業上の緊張は心臓血管疾患の危険因子となり，ソーシャルサポートが少ないとこの危険性を増大されるといえるであろう。

　心筋梗塞後の死亡率に影響を与える心理社会的影響についての前方視的研究が，β遮断薬-心臓発作研究に参加した2320人の男性を対象におこなわれた[53]。予後に影響を与える他の要因をコントロールすると，生活上の大きなストレスがあるとされた患者は，ストレスが少ない患者と比して，3年後の死亡率が有意に高かった。さらに，高い生活上のストレスと社会的孤立を併せ持つと，3年間の死亡率が4倍となっていた。高いストレスと社会的孤立は低学歴男性に最も頻繁に認められた[53]。

　ソーシャルサポートと冠動脈疾患との関係を研究した他の調査では，矛盾する内容を含むが，有意な関係が見出されている[6]。イスラエル虚血心臓疾患研究では，1万人の公務員男性の前方視的コホート研究がなされ，家族問題と結婚上の支援の欠如が5年間での狭心症の発生の重要な予測因子であった[43]。イスラエルの調査ではソーシャルサポートと心筋梗塞の発生率との間には関連が認められなかった[43]。また，他の前方視的研究でもソーシャルサポートは心臓血管疾患との有意な関連は示されなかった[6]。しかし，その後の研究では，ソーシャルサポートの密度および社会的統合性と冠動脈疾患の発生率および死亡率に関連があることがわかった[21,46]。

　ソーシャルサポートとTABPとの関係については，いくつかの研究で焦点をあてられてきた[7,45]。冠動脈造影を受けた患者を対象とした研究では，ソーシャルサポートの少ないタイプA行動の人はソーシャルサポートの多い人と較べて心臓疾患の重篤度が高かった。この関連はタイプBの対象群では認められなかった。150人のスウェーデン中年男性を対象とした10年間の前方視的調査では，ソーシャルサポートの欠如または社会的孤立が，タイプAの人では死亡の危険因子になっていたが，タイプBではみられなかった[45]。このことから，TABPの人ではソーシャルサポートが予防的効果を持つ可能性があることが示

唆される。

　心臓血管疾患発生に関する社会文化的要因と対人関係的要因についての文献的検討から，仕事上の緊張，自由度のなさ，仕事の成長の可能性の低さ，職場でのソーシャルサポートの不足などの職業上の要因，生活上のストレス，社会的孤立といった要因とCADの間に有意な関連性を示す研究結果を見出した。さらに，ソーシャルサポートは，心理社会的危険因子の心臓血管疾患の死亡率への影響を緩和するようである。

　この領域での今後の研究課題が提案されている[62]。困難な社会経済的状態にある人々に対して，CADの危険性と関係する環境および心理社会的諸因子の評価が重要であるとされた。臨床的なCADを発症した後のソーシャルサポートを増やす介入の有効性を同定・評価することも推奨されている[62]。仕事の緊張を軽減し，勤労者の自由度を上げ，ソーシャルサポートを増やすといった職場での介入の有効性を研究することも大いに価値のあることである。

高血圧

　心理行動的要因と高血圧との関係を評価した文献の検討を行う。Shapiro[57]は，高血圧に与える心理的要因について，昇圧反応性と性格・行動学的要因の二つの領域を記述している。

環境の刺激への生理的反応亢進：昇圧反応

　実験的もしくは実生活でのストレスへの血圧反応についての文献的検討がいくつかなされているが，類似の結論を得ている[24,25,38,42,49,57,63]。第1に，様々なストレスに対して他の人々より血圧上昇の反応が強い一群の人たちがいるという事実である。第2に，現在正常血圧の人の血圧反応性と最終的に高血圧症になるかどうかの関連については未だ不明確なままである。血圧上昇反応性が高血圧症になりやすさを反映しているという最も有力な事実は，高血圧の家族歴を考慮にいれ，正常血圧の人の反応性を調べた研究から導き出されるであろう。高血圧の家族歴のある群は，無い群と比して，血圧上昇反応性が高いことが多くの研究で認められた[57]。しかし，若い黒人男性を対象とすると，この関係は

見出されなかった[5]。第3に，高血圧症を発症している患者では，血圧上昇反応がこの病気の過程を悪化・促進するようである[57]。この最後の結論は，血圧上昇反応性を低下させること，もしくは，ストレスを緩和するようにすることが疾患の過程に影響を与えるかもしれないので，臨床的介入の重要性を示している。

性格または対処様式

怒りへの対処様式，対人関係の葛藤，不安，そして環境からの刺激はすべて血圧上昇反応と高血圧をおこすストレッサーとなる可能性がある[25,38,57]。しかし，ほとんどの研究が，横断的もしくは後方視的研究であった。最も確実な有意な差がある結果がみられたのは，怒りへの対処様式であり，Lightら[38]が述べているように，怒りの表出抑制と過剰表出ともに高血圧と有意な関連が認められた。抑制した敵意と高血圧の関係についての後方視的または横断的な研究[11]では，その関係は堅固であり，年齢，肥満，社会階層などの諸因子と血圧の関係が連動していることが明らかになった。

好ましくない環境的状況での積極的対処様式を行う人は，高血圧になりやすい可能性を示唆する研究[27]がある。この図式を支持するデータは，コントロールが難しい行動上のストレスに対する積極的対処様式を評価した血圧上昇反応性研究，積極的対処様式が低学歴，低い社会経済状態と関連するとする研究，欲求が供給に見合っていない近代化された第三世界の高血圧を測定した研究から得られている[27]。

さらに，この領域における研究結果の臨床上重要な点は，怒りの管理を向上させたり対処様式を変化させる心理療法または行動療法によって，良好な血圧のコントロールが得られる可能性を示唆していることである。現在のところ，この仮説を検証した研究は発表されていない。高血圧治療において，包括的な行動的介入を行うことが有効であることは多数の研究によって検証されている。

行動・心理的治療

これまで述べてきたように，高血圧の病因として，血圧上昇反応性と行動・

心理的要因の関連があるので，この要因を変え，血圧コントロールを改善するような介入の有効性を調査する臨床的研究がされるようになっている。

　高血圧に対する行動心理的療法には，心理療法，リラクセーション，バイオフィードバックが含まれる。Shapiro[57]とChesneyら[9]は，プラセボ，アドバイス，食事・減量・禁煙・運動を含む行動変化を行動療法のメニューに追加した。これらの治療はこのレビューでは考察しない。これらのアプローチについての議論は他の文献を参照されたい[1,9]。

　心理療法，リラクセーション，バイオフィードバックの高血圧症者の血圧への効果は，あまり強くなく，その治療を中断したあとの持続的効果を示す結果は得られていない[9,57]。方法・対象がしっかりしている認知行動療法的介入の26の文献をメタアナリシスされたが，これらの介入は，治療しないより良好であるが，従来の治療法や自己モニタリングを上回る結果を得られなかった[14]。リラクセーションは，実験室での高血圧患者の血圧を下げる効果があったが，一旦実生活に入ると24時間血圧測定における有意な効果の持続はなかった[26]。さらに，投薬はリラクセーション治療と比較して有意な効果があった[26]。しかし，リラクセーションを繰り返し訓練すると4年間は血圧への有意な持続的な効果が認められた[47]。24時間血圧測定が血圧コントロールとして推奨されるようになっている[48,49]が，前述の研究では転帰の方法としてとられていないので結果の解釈は慎重でなくてはならない。24時間血圧測定を用いた他の研究[59]では，リラクセーション法と薬物療法の組み合わせが薬物療法単独よりも有効であったという結果が得られている。この研究では，リラクセーション訓練の効果が15ヶ月維持された[2]。収縮期血圧を自己測定しながらバイオフィードバック，リラクセーションを必要に応じて行う標準化された高血圧の段階的行動療法の結果が報告されている[19]。段階的行動療法群と通常治療群ともに標準的な薬物療法のプロトコールに従ってできる限り薬物を減量された。そして，段階的行動療法群の方が有意に薬を減量することができた[19]。

　これまでの研究を検討すると，行動療法的アプローチは血圧を下げるのに効果があり，薬物療法と組み合わせることによって付加的効果があるといえるそうである。その後のメタアナリシスによれば，薬物療法と比較すると認知行動療法には限界がある[14]。しかし，バイオフィードバックはリラクセーション法と

差がないようであるが，行動療法的介入によって薬の量を減らすことができるかもしれない[9]。これからの研究では，24時間血圧測定法を用いた長期の経過の転帰を，もっと多数を対象として，行動療法の効果を評価しなくてはならない。行動療法，食事や運動などの生活スタイルの改善，薬物療法的介入を組み合わせ，対象を限定した研究も行う価値がある[9,14]。先行研究では，高血圧患者の様々な背景をもつグループに対する行動療法的介入の効果を評価してきたので，今後は特定の行動療法が効果のある群を同定する研究が重要である。さらに，敵意，不安，積極的対処行動をとるような高血圧を発現・悪化させると考えられる心理行動的要因をもつ対象者に対して，それらを変化させる介入方法を開発・検証する必要がある。

考 察

2章にわたって，心理行動的要因と心臓血管疾患の関係を探索した多数の文献を検討してきた。図2-1にあげたそれぞれの要因については，疾患との関連性を十分認められるといえる。この文献的検討はいくつかに要約できるであろう。

第1に，疫学的研究結果では，TABPの性格傾向は心臓血管疾患の発生の危険因子となることが示唆される。しかし，近年の研究結果では，心臓血管疾患を発症したり，その危険性が高い場合，TABPの全ての要素を総合したものは，心臓突然死以外は死亡率の増加には関与していなかった。きちんとしたコントロール・スタディでは，過度の敵意や敵対的反応などのTABPの下位項目が心臓血管疾患の発症と死亡に関与しており，敵意の諸要素がCADと強く関連していることが明らかになっている。TABPとその下位項目と心臓血管系の反応との関係を示す研究結果は，CADとの関連を間接的に示すものである（図2-1）。さらに，今だ予備的な段階と考えなくてはならないが，TABPに対する心理療法がCADの臨床的転帰を改善する可能性がある。

以上の結果にも関わらず，原因と効果の関係を断定するには躊躇せざるを得ない。きちんとしたコントロール・スタディから関連があるとされても，因果的な関連を示すとはただちにはいえない。例えば，敵意が心臓血管疾患の発症

と死亡の危険因子であるとしても，それ自体は未知の敵意と疾患過程を促進するような要因（たとえば，体質的傾向，環境・状況的要因など）と関連しているだけかもしれない．図2-1のTABPと心臓血管系の反応性との間の両方向の矢印を再度注目していただきたい．さらに，社会学習理論[50]によれば，疾患の形成と発症契機を含む一連の行動はそれに引き続く行動の現れ方に影響を与える．TABPの諸側面を軽減する治療が心臓血管疾患の危険率を軽減することが諸研究から示唆されるが，その治療は社会的支援を十分に受けているような特定の群に最も効果がありそうである．これからの研究では，この問題に注目する必要がある．心理社会的介入に反応する一連の社会心理的諸要因を同定することも肝要である．例えば，性差，白人・非白人，学歴の高低などによって社会心理的治療への反応が違うかどうかといったことである．

　第2に，うつ症状と心臓血管疾患との関連は明確でないが，大うつ病性障害の患者はCADの発症，死亡の危険が高まるという研究結果がある．

　第3に，研究の方法論が確立していないために，不安とCADの転帰には有意な関連を示す事実は認められていない．しかし，心筋梗塞，心室性不整脈，突然死と困難な生活上の状況・出来事が関連することが明らかになっている．図3-1に示すような心理的要因の心臓死に与える影響のモデル[29]は，心臓疾患の終末期における心理的影響を理解するのに有用である．このモデルはこの領域で今後の研究の青写真も提供している．行動・心理的要因と心臓死とをつなぐ生物学的機制（例えば，交感神経—副腎系と視床下部—下垂体—副腎皮質系の活動に対する心理的要因の影響など）を明らかにすることも課題である．

　第4に，職業上の高い緊張，低い自由度，成長の可能性の低い仕事といった職業上の要因がCADの危険性を増大に有意な関連がある．

　第5に，ソーシャルサポートの低さが生活上のストレス，仕事の緊張，TABPと相互に関連してCADのエピソードの危険性を高めているようである．社会背景因子・心理行動上の要因と心臓血管疾患の関係に関する大規模な前方視的研究が必要であるが，個別の要因を分割して調査するのではなく，それぞれの危険因子の相互作用にもっと注目すべきである．貧困，人種，食事，喫煙，ソーシャルサポートなどの社会行動学的要因は，心臓血管疾患の危険因子であり，敵意のような心理的要因とも関連を有しているので，同様に注意を払って

いくべきである。研究者は，研究方法，評価，解析が複雑なこの問題に取り組むべきである。

最後に，高血圧症に関して，血圧上昇反応性が高血圧症の発現と共に高血圧を進行させる危険因子であることが示唆されている。血圧上昇反応性および高血圧に対して性格・対処様式が関連している研究結果が得られているが，そのほとんどが横断的，後方視的研究である。心理的要因と高血圧持続の関係は，行動療法的介入の効果によって間接的に支持されている。

文　献

1) Abrams DB, Raciti MA, Ruggiero L, et al: Cardiovascular risk factor reduction in the medical setting, in Principles of Medical Psychiatry. Edited by Stoudemire A, Fogel BS. Orlando, FL, Grune & Stratton, 1987, pp 347-363
2) Agras WS, Southam MA, Taylor CB: Long-term persistence of relaxation-induced blood pressure lowering during the working day. J Consult Clin Psychol 51:792-794, 1983
3) Alfredsson L, Karasek R, Theorell T: Myocardial infarction and psychosocial work environment: an analysis of the male Swedish working force. Soc Sci Med 16:463-467, 1982
4) Alfredsson L, Spetz CL, Theorell T: Type of occupation and near-future hospitalization for myocardial infarction and some other diagnoses. Int J Epidemiol 14:378-388, 1985
5) Anderson NB, Williams RB Jr, Lane JD, et al: Parental history of hypertension and cardiovascular responses to behavioral stress in young black men. J Psychosom Res 31:723-729, 1987
6) Berkman LF: The relationship of social networks and social support to morbidity and mortality, in Social Support and Health. Edited by Cohen S, Syme SL. Orlando, FL, Academic Press, 1985, pp 241-262
7) Blumenthal JA, Burg MM, Barefoot J, et al: Social support, Type A behavior, and coronary artery disease. Psychosom Med 49:331-340, 1987
8) Burg MM, Jain D, Soufer R, et al: Role of behavioral and psychological factors in mental stress-induced silent left ventricular dysfunction in coronary artery disease. J Am Coll Cardiol 22:440-448, 1993

9) Chesney MA, Agras WA, Benson H, et al: Nonpharmacologic approaches to the treatment of hypertension. Circulation 76 (suppl I):I-104–I-109, 1987
10) Deanfield JE, Kensett M, Wilson RA, et al: Silent myocardial ischemia due to mental stress. Lancet 2:1001–1004, 1984
11) Dimsdale JE: Research links between psychiatry and cardiology: hypertension, Type A behavior, sudden death, and the physiology of emotional arousal. Gen Hosp Psychiatry 10:328–338, 1988
12) Dimsdale JE, Ruberman W, Carleton RA, et al: Sudden cardiac death: stress and cardiac arrhythmias. Circulation 76 (suppl I):I-198–I-201, 1987
13) Dorian B, Taylor CB: Stress factors in the development of coronary artery disease. J Occup Med 26:747–756, 1984
14) Eisenberg DM, Delbanco TL, Berkey CS, et al: Cognitive behavioral techniques for hypertension: are they effective? Ann Intern Med 118:964–972, 1993
15) Epstein SE, Quyyumi AA, Bonow RO: Myocardial ischemia: silent or symptomatic. N Engl J Med 318:1038–1043, 1988
16) Follick MJ, Gorkin L, Capone RJ, et al: Psychological distress as a predictor of ventricular arrhythmias in a post-myocardial infarct population. Am Heart J 116:32–36, 1988
17) Follick MJ, Ahern DK, Gorkin L, et al: Relation of psychosocial and stress reactivity variables to ventricular arrhythmias in the Cardiac Arrhythmia Pilot Study (CAPS). Am J Cardiol 66:63–67, 1990
18) Fricchione GL, Vlay SC: Psychiatric aspects of patients with malignant ventricular arrhythmias. Am J Psychiatry 143:1518–1526, 1986
19) Glasgow MS, Engel BT, D'Lugoff BC: A controlled trial of a standardized behavioral stepped treatment for hypertension. Psychosom Med 51:10–26, 1989
20) Goldstein MG: Intensive care unit syndromes, in Principles of Medical Psychiatry. Edited by Stoudemire A, Fogel B. Orlando, FL, Grune & Stratton, 1987, pp 403–421
21) Gorkin L, Schron EB, Brooks MM, et al: Psychosocial predictors of mortality in the Cardiac Arrhythmia Suppression Trial-1 (CAST-1). Am J Cardiol 71:263–267, 1993
22) Greene W, Goldstein S, Moss A: Psychosocial aspects of sudden death. Arch Intern Med 129:725–731, 1972
23) Haynes SG, Feinleib M, Kannel WB: The relationship of psychosocial factors to coronary heart disease in the Framingham Study, III: eight-year incidence of coronary heart disease. Am J Epidemiol 111:37–58, 1980
24) Herd JA, Falkner O, Anderson DE, et al: Psychophysiologic factors in hyperten-

sion. Circulation 76 (suppl I):I-89–I-94, 1987
25) Houston BK: Psychological variables and cardiovascular and neuroendocrine reactivity, in Handbook of Stress, Reactivity, and Cardiovascular Disease. Edited by Matthews KA, Weiss SM, Detre T, et al. New York, Wiley, 1986, pp 207–229
26) Jacob RG, Shapiro AP, Reeves RA, et al: Comparison of relaxation therapy for hypertension with placebo, diuretics and beta-blockers. Arch Intern Med 146:2335–2340, 1986
27) James SA: Psychosocial precursors of hypertension: a review of the epidemiologic evidence. Circulation 76 (suppl I):I-60–I-66, 1987
28) Johnson JV, Hall EM: Job strain, work place social support, and cardiovascular disease: a cross-sectional study of a random sample of the Swedish working population. Am J Public Health 78:1336–1342, 1988
29) Kamarck T, Jennings JR: Biobehavioral factors in sudden cardiac death. Psychol Bull 109:42–75, 1991
30) Karasek R, Baker D, Marxer F, et al: Job decision latitude, job demands, and cardiovascular disease: a prospective study of Swedish men. Am J Public Health 71:694–705, 1981
31) Karasek RA, Theorell TG, Schwartz J, et al: Job, psychological factors, and coronary heart disease: Swedish prospective findings and U.S. prevalence findings using a new occupational inference method. Adv Cardiol 29:62–87, 1982
32) Krantz DS, Durel LA: Psychobiological substrates of the Type A behavior pattern. Health Psychol 2:393–411, 1983
33) Krantz DS, Contrada RJ, Hill DR, et al: Environmental stress and biobehavioral antecedents of coronary heart disease. J Consult Clin Psychol 56:333–341, 1988
34) Krantz DS, Helmers KF, Bairey CN, et al: Cardiovascular reactivity and mental stress-induced myocardial ischemia in patients with coronary artery disease. Psychosom Med 53:1–12, 1991
35) Lacroix AZ: Occupational exposure to high demand/low control work and coronary heart disease incidence in the Framingham cohort. Unpublished doctoral dissertation, University of North Carolina at Chapel Hill, 1984
36) Lacroix AZ, Haynes SG: Gender differences in the stressfulness of workplace roles: a focus on work and health, in Gender and Stress. Edited by Barnett E, Baruch G, Biener L. New York, Free Press, 1987, pp 96–121
37) LaVeau PJ, Rozanski A, Krantz DS, et al: Transient left ventricular dysfunction during provocative mental stress in patients with coronary artery disease. Am

Heart J 118:1–8, 1989
38) Light KC: Psychosocial precursors of hypertension: experimental evidence. Circulation 76 (suppl I):I-67–I-76, 1987
39) Lown B: Sudden cardiac death: biobehavioral perspective. Circulation 76 (suppl I):I-186–I-196, 1987
40) Lown B, DeSilva RA: Roles of psychologic stress and autonomic nervous system changes in provocation of ventricular premature complexes. Am J Cardiol 41:979–985, 1978
41) Matthews KA: Coronary heart disease and Type A behaviors: update on and alternative to the Booth-Kewley and Friedman (1987) quantitative review. Psychol Bull 104:373–380, 1988
42) Manuck SB, Krantz DW: Psychophysiologic reactivity in coronary heart disease and essential hypertension, in Handbook of Stress, Reactivity, and Cardiovascular Disease. Edited by Matthews KA, Weiss SM, Detre T, et al. New York, John Wiley, 1986, pp 11–34
43) Medalie J, Goldbourt V: Angina pectoris among 10,000 men, II: psychosocial and other risk factors as evidenced by a multivariate analyses of a five-year incidence study. Am J Med 60:910–921, 1976
44) Myers A, Dewar N: Circumstances attending 100 sudden deaths from coronary artery disease with coroner's necropsies. Br Heart J 37:1133–1143, 1975
45) Orth-Gomér K, Unden AL: Type A behavior, social support, and coronary risk: interaction and significance for mortality in cardiac patients. Psychosom Med 52:59–72, 1990
46) Orth-Gomér K, Rosengren A, Wilhelmsen L: Lack of social support and incidence of coronary heart disease in middle-aged Swedish men. Psychosom Med 55:37–43, 1993
47) Patel C, Marmot MG, Terry DJ, et al: Trial of relaxation in reducing coronary risk: four year follow-up. BMJ 290:1102–1106, 1985
48) Pickering TG: Strategies for the evaluation and treatment of hypertension and some implications of blood pressure variability. Circulation 76 (suppl I):I-77–I-82, 1987
49) Pickering TG, Gerin W: Ambulatory blood pressure monitoring and cardiovascular reactivity for the evaluation of the role of psychosocial factors and prognosis in hypertensive patients. Am Heart J 116:665–672, 1988
50) Price VA: Type A Behavior Pattern: A Model for Research and Practice. New York, Academic Press, 1982
51) Reich P, DeSilva RA, Lown B, et al: Acute psychological disturbance preceding

life-threatening ventricular arrhythmias. JAMA 246:233–235, 1981
52) Rozanski A, Bairey CN, Krantz DS, et al: Mental stress and the induction of silent myocardial ischemia in patients with coronary artery disease. N Engl J Med 318:1005–1012, 1988
53) Ruberman W, Weinblatt E, Goldberg JD, et al: Psychological influences on mortality after myocardial infarction. N Engl J Med 311:552–559, 1984
54) Schwartz PJ: Stress and sudden cardiac death: the role of the autonomic nervous system. Journal of Clinical Psychiatry Monograph Series 2:7–13, 1984
55) Schwartz PJ, La Rovere MT, Vanoli E: Autonomic nervous system and sudden cardiac death: experimental basis and clinical observations for post-myocardial infarction risk stratification. Circulation 85 (suppl I):I-77–I-91, 1992
56) Selwyn AP, Ganz P: Myocardial ischemia in coronary disease. N Engl J Med 318:1058–1060, 1988
57) Shapiro AP: Psychological factors in hypertension: an overview. Am Heart J 116:632–637, 1988
58) Siltanen P: Life changes and sudden coronary death. Adv Cardiol 25:47–60, 1978
59) Southam MA, Agras WS, Taylor CB, et al: Relaxation training: blood pressure reduction during the working day. Arch Gen Psychiatry 39:715–717, 1982
60) Stern TA: The management of depression and anxiety following myocardial infarction. Mt Sinai J Med 52:623–633, 1985
61) Tavazzi L, Zotti AM, Rondanelli R: The role of psychologic stress in the genesis of lethal arrhythmias in patients with coronary artery disease. Eur Heart J 7 (suppl A):99–106, 1986
62) Tyroler A, Haynes SG, Cobb LA, et al: Environmental risk factors in coronary heart disease. Circulation 76 (suppl I):I-139–I-144, 1987
63) Weder AB, Julius S: Behavior, blood pressure variability, and hypertension. Psychosom Med 47:406–414, 1985

第3章訳者注
CHDの経過・予後および高血圧と抑うつとの関連を調査した報告が多くなってきている。心理教育的アプローチについても新たな取り組みが始まっている。

1) Davidson K, Jonas BS, Dixon KE, Markovitz JH (2000) Do depression symptoms predict early hypertension incidence in young adults in the CARDIA study? Arch Intern Med; 160 : 1495–1500.
35歳以下（3343人）での高血圧発症と抑うつ症状（CES-D）との関連を調べ、

抑うつ症状が高血圧発生の危険因子であり，ことに黒人において顕著であることを報告している。
2) Dusseldorp, E., van Elderen, T., Maes, S., Meulman, J., & Kraaij, V. (1999) A meta-analysis of psychoeducational programs for coronary heart disease patients. Health Psychol, 18 (5), 506-519.
冠動脈疾患患者に対する心理教育的プログラムのメタアナリス。プログラムの後の収縮期血圧，心理的困難などに効果があった群で死亡率や心筋梗塞の再発率が低くなることを示している。
3) The ENRICHD Investigators Enhancing Recovery in Coronary Heart Disease (ENRICHD) study intervention: rationale and design. (2001) Psychosom Med, 63 (5), 747-755.
心筋梗塞後の経過・予後に抑うつとソーシャルサポート不足が影響を与えているとするこれまでの研究結果に基づいて，米国の他施設での統合的な介入のプロトコールを発表した論文。これからの成果，結果が注目される。
4) Horsten, M., Mittleman, M. A., Wamala, S. P., Schenck-Gustafsson, K., & Orth-Gomer, K. (2000) Depressive symptoms and lack of social integration in relation to prognosis of CHD in middle-aged women. The Stockholm Female Coronary Risk Study. Eur Heart J, 21 (13), 1072-1080.
292人の中年期女性のCHDの予後の研究。抑うつ症状とソーシャルサポートの不足の両者がある群で最も予後が悪く，両者がない群が最も予後良好であった。
5) Lane, D., Carroll, D., Ring, C., Beevers, D. G., & Lip, G. Y. (2001) Mortality and quality of life 12 months after myocardial infarction: effects of depression and anxiety. Psychosom Med, 63 (2), 221-230.
心筋梗塞後1年間の死亡率と入院時の抑うつ (Beck Depression Inventry) と不安 (STAI) との関連を288人について調査した。抑うつ，不安とも死亡率の危険因子とは認められなかったが，QOLと抑うつとの間に関連があったと報告している。
6) Mendes de Leon, C. F., Krumholz, H. M., Seeman, T. S., Vaccarino, V., Williams, C. S., Kasl, S. V., & Berkman, L. F. (1998) Depression and risk of coronary heart disease in elderly men and women: New Haven EPESE, 1982-1991. Established Populations for the Epidemiologic Studies of the Elderly. Arch Intern Med, 158 (21), 2341-2348.
高齢女性において，抑うつ症状 (CES-Dによる) が相対的にCHDの転帰に関連することを示した前方視的疫学研究。
7) Orth-Gomer K, Wamala AP, Horsten M, Schenk-Gustafsson K, Schneiderman N, Mittleman MA (2000) Marital stress worsens prognosis in women with coronary heart disease. JAMA 284 (239) 3008-3014
文献8と同じスウェーデンの疫学研究。結婚上のストレスが高いとCHDの予後が悪いことが明らかになった。
8) Pennix BWJH, Beekman ATF, Honig A, Deeg DJH, Schoevers RA, van Eijk JTM,

van Tilburg W (2001) Depression and cardiac mortality. Arch Gen Psychiaty; 58: 221-227. (Carney RM, Freedland KE, Jaffe AS (2001) Depression as a risk factor for coronary heart disease mortality. Arch Gen Psychiaty; 58: 229-230.)
2847人を対象とした4年間の前方視的コホート研究。抑うつの重症度（CES-D）が心臓疾患罹患率と関連があり，虚血性心疾患と大うつ病が合併すると高い死亡率が示した。Carney が丁寧なコメントをつけており，大いに参考になる。

9) Sparagon, B., Friedman, M., Breall, W. S., Goodwin, M. L., Fleischmann, N., & Ghandour, G. (2001) Type A behavior and coronary atherosclerosis. Atherosclerosis, 156 (1), 145-149.
タイプA行動が冠動脈の動脈硬化を促進することを示した報告。

第4章

神経疾患
― うつと脳卒中,多発性硬化症,パーキンソン病,てんかん ―

M. Eileen McNamara, M.D.

　精神医学は,精神的プロセスが身体疾患の徴候に果たす重要な役割に注目してきた。最近の精神免疫学,精神内分泌学などの領域には,初期の心身症研究者の多数の先行研究がある。Franz Alexander と Adolph Meyer は,心身医学の他の創始者と同様に,患者の症状が心理的・非心理的原因に伴う多角的病因からおこることを明らかにした。

　これらの先駆者にとって,心身症的という用語は疾患の単一の原因を意味せず,むしろ,精神と身体の要因を両方とも含む患者への一種のアプローチであった。この精巧なアプローチは後の多くの臨床家からは看過され,「機能性」障害と「器質的」障害に疾患を分割する傾向がみられてきた。

　身体的病態に影響を与える心理的要因という分類項目が DSM-Ⅲ [1] に導入され,ある意味でこれらの初期の研究者の意図を復活させる効果をもった。その目的は,単純化や原因に対する単一モデル化を避け,心理的要因が疾患の発症・増悪・持続に果たす役割を認識できるようにすることであった。

　ある種の病気では,この関係が全く明白であるようにみえるものがある。しかし,神経系障害に影響を与える心理的要因の定義は必然的に病因的な難題を

包含している。厳格なデカルト主義の観点に立たない限り，二つの「別々」の相互に作用する過程を含んでいるのか，一つの脳の過程かは不明確なので，精神障害と神経障害の間に原因的関係があることを示すことは難しい。心理的要因と神経学的要因が原因的な関係であるとするよりも，「関連」をもつとするという暫定的な概念を受け入れる方が安全な用語法となる。心理的要因と神経疾患の関連を調査するために使用されてきた方法論は，この二つのカテゴリーの定義と関係を包含した概念に依拠している。

　この章では，DSM-Ⅲ-R[2]のPFAPCのDSM-Ⅳ[3]での改訂のために，この仮説を推論し明確にし，これらの概念が初期のデカルト主義の観点から近年の人間行動の決定論的モデルへと発展してきたことを述べたいと思う。これらの関係を叙述することは哲学的関心に応えるものであり，そして，このモデルを受け入れることは病因と治療に対しても意味がある。これからの文献的考察で，精神疾患が脳卒中，多発性硬化症，パーキンソン病，てんかんの四つの神経障害とどのような関連があるかについての精神医学の見解を総括する。これらの神経障害はあらゆる精神症状を包含しているので，ここでは抑うつについて主に述べる。

　この総説では20世紀の精神医学，神経学の文献から主な研究を取り出すことを試みた。研究と方法論が長年にわたって発達してきているので，選んだ基準は研究の時代によっていくらか変わった。しかし，この章に与えられている紙幅からはそれぞれの研究の詳細な検討は不可能である。精神疾患と神経疾患に対する診断が非常に洗練されてきたので，初期の研究については評価が難しくなっている。例えば，Pondらの研究[53]では，てんかん患者の38％に何らかの精神疾患があると報告している。現代の診断技術によれば，これらの患者には甲状腺機能低下症，硬膜下血腫，髄膜腫などの疾患が基礎にあったことが推測される。もちろん，今日においては，これらの患者は精神疾患があるとは考えられず，脳波ビデオモニターや脳深部電極を用いると，多くはてんかんではないと診断されるであろう。このようなことを心にとどめた上で，最初に脳卒中と抑うつを検討する。

脳卒中

　脳血管障害の患者はうつ病に脆弱性があるとKraepelinが最初に記述した[38]。初期の研究者は，脳損傷への説明可能な反応として抑うつをみる傾向があった[8,16,27]。このような見方は，心身能力と社会的役割の突然で深刻な変化が脳卒中に必然的に伴うことを考えれば的外れではない。

　初期の研究では，心理社会的要因がリハビリテーションにどのような影響を与えているかが調査された。一般的に，高い自尊心によって転帰が良好になることが示唆された[6,18,42,73]。例えば，Hymanら[32]は，リハビリテーションセンターの110人の脳卒中患者を対象にして，生活スタイルおよび疾患に対する構えと自己イメージを評価するスケールを用いて調査し，モティベーションと疾患の改善の程度を比較検討した。この調査は，認知機能がある程度保たれている患者に限られている（その結果，大脳優位半球の脳卒中で失語を主に示す患者が除外されてしまった）。偏見と社会的孤立を感じていること，および家族との生活への不満が，低いモティベーションと機能改善の不良と関連していた。

　心理的特徴は，脳卒中そのものの影響から分離・独立して変化するという仮説が初期の研究には内在していた。この立場は徐々に批判されてきた。Folsteinら[25]は，20人の脳卒中患者と同程度の身体的機能障害のある整形外科の患者を，Hamiltonうつ評価尺度（Hamilton Rating Scale for Depression：HRSD）と精神現在症評価（Present State Examination：PSE）を用いて比較した。抑うつが認められた比率が，整形外科患者（10％）と比較して，脳卒中の患者では45％と高かったことから，身体的機能への単純な反応で抑うつが生ずるという仮説は支持されなかった。

　同じ頃，一般の精神医学では，個々の心理的傾向の研究から明確な基準に基づく精神疾患の研究へと概念的変化が起こっていた。たとえば，Hyman[32]の研究対象の患者の多くが孤独感，悲しみを感じていたが，これは現在では大うつ病と考えられる。Robinsonら[62,63]は，一連の大規模な研究を発表した。1982年に，103人の脳卒中入院患者とそのリハビリテーションの過程を追跡調査した。DSM-Ⅲのうつ病の診断基準に従うと，脳卒中発症時には，うつ病26％，

気分変調症20％の発症率を認めた。6ヶ月後には，うつ病の罹患率は34％，気分障害の罹患率26％へと増加していた。言い換えれば，抑うつ的にならない脳卒中患者は40％しかいなかったということである。これらの抑うつは長期に続く傾向があった。さらに，このような抑うつは機能回復に直接的な影響を与えているようであった。これらの患者の抑うつは社会的機能不良の独立した危険因子であった。2年の追跡調査によって，抑うつの重症度は神経学的重症度とは関連がなかった。一方，抑うつの重症度は機能障害の程度と有意な相関があった。脳卒中の発症初期には，抑うつからは脳卒中の種類を10％しか説明できないが，病巣部位からは50％説明できた。それが，6ヶ月後には機能障害と抑うつの関係は0.65の相関係数をもって相関が認められた。

1986年には，Robinsonら[64]は左大脳半球の脳卒中患者38人の経過を報告した。Zungうつ自己評価尺度（Zung Self-Rating Depression Scale：SDS），HRSD，PSE，Johns Hopkins機能検査（Johns Hopkins Functioning Inventory），Mini-Mental State Exam（MMSE）が評価法として用いられた。精神科診断はDSM-Ⅲに従った。非抑うつ患者では，予想されたように，知的障害の重症度は病巣部位・大きさと相関していた。しかし，抑うつ患者では，病巣の大きさから予想される認知機能障害よりも重い障害を示した。全ての大うつ病の患者では，何らかの認知障害がみられたが，非抑うつの患者の40％でしか認知障害はみられなかった。非抑うつ患者では6ヶ月後にはある程度の認知機能の改善をみたが，抑うつ患者ではそのような改善が認められなかった。Robinsonらは，うつに対する治療が奏功した時に認知機能が改善した患者があったことも報告している。

Bolla-Wilsonら[9]は，左右の大脳半球の障害で患者群を分けて，この研究を続けた。失語のある患者は除外された。この研究の患者は，より詳しい神経心理学的テストと共に，SDS，HRSD，PSEが抑うつの評価に使用され，MMSEも施行された。抑うつのある左大脳半球の患者は抑うつのない患者と比較すると有意に認知テストが悪かった。右大脳半球の障害された患者ではMMSEのスコアにおいてこのような影響はみられなかった。

しかし，なぜ全ての患者ではなくある一部の患者がうつになるのかについては依然として不明である。Robinsonら[61]は，脳卒中後抑うつの脆弱性に対す

る皮質下萎縮と感情障害の家族歴の役割を強調している。

　PETを利用したMayberg[46]の研究では，セロトニン受容体への結合の変容が脳卒中後抑うつの重症度と平行していた。これは，脳卒中後抑うつが神経解剖学的というより，神経化学的な基盤によるものであり，この抑うつが薬物療法に反応する可能性があることを示唆している。しかし，脳卒中後抑うつの薬物療法とその効果については，少数例の研究しかない。少数例であるが，trazodone[56]およびnortriptyline[40]が脳卒中後抑うつに高い効果があったと報告されている。治療効果のあった患者では日常生活の活動性の改善の傾向が認められたとするもの[56]とプラセボと有意な差はなかったとするもの[40]と結果が分かれている。

多発性硬化症（MS）

　神経精神医学における概念の変化の興味深い例として，多幸気分はMSの主要な症状であると最近まで考えられていたが，現在は抑うつが精神症状の主なものとなっていることがあげられる。例えば，1922年Brownら[13]は90％のMSの患者に精神変調があり，多幸気分が71％にみられたと報告した。また，Cottrellら[19]は，100人のMS患者において，63％に多幸気分，10％に抑うつ，23％に気分不安定を認めた。CTが使用されるようになる以前には，多幸気分はMSの重要な診断的手がかりであった。

　かつては顕著な症状とされていたものがみられなくなるというのは，MSおよび多幸気分の定義が変化したことによっているのだろう。MSは種々の症状が変化して現れる。神経イメージング，免疫的分析，電気生理的診断が発達したにもかかわらず，生前の診断は，簡単ではなく十分に信頼できるまでには至っていない。このように，今世紀はじめ報告されていた多くのMS患者は，神経梅毒や膠原病による血管疾患などの他の疾患であった可能性がある。Wechsler[82]は乳児性，先天性，家族性，遺伝性のあるMSを含んだ患者群を含んだ1773人のMS患者を調査した。多幸気分9％，抑うつ12％の発生率を示したが，これらの患者の中にはMSとは異なる他の疾患が含まれていると現在では考えられる。

さらに，かつては多幸気分の心理学的兆候と考えられていたことが前頭葉の脱抑制による神経症状として再分類されようとしている。MSの脱髄損傷は脳室周囲におこりやすい傾向があるので，前頭葉の結合神経が切断されやすく，脱抑制，関心の欠如，判断力低下を引き起こすのであろう。多幸気分とされやすい症状として躁状態があるが，これはSchifferら[69]によると，MSでは一般人口と比して2倍認められるとされたが，今世紀初頭の報告を裏付けるほどの多幸気分の発症率を示す報告はなくなっている。

多幸気分が強調されなくなったのと反対に，MSにおける抑うつに対する関心が高まってきた。上記のように，初期の研究でもMSと抑うつの関係は認められていたが，些細で頻度が少ないとされていた。Bracelandら[11]は，MS患者の20％に抑うつがあり，Kahanaら[36]の18％と合致するものであった。抑うつは身体的能力の低下に対する心理的反応と考えられていた。Surridge[77]は，MSにおける精神的変調に対して，精神科診断面接に従ったコントロール・スタディをはじめて行った。MS患者108人中27％が抑うつを示し，筋ジストロフィー39人中13％と比較して有意な差がなく，抑うつ的なMS患者の多くは反応性のものであると結論づけた。しかし，Whitlockら[83]のMS患者36人と他の神経疾患患者30人を比較した研究では，面接時にMSでは16人が，コントロール群では5人が「内因性」うつを訴え，同じ程度の身体的障害のある人と比べてMS患者で有意に抑うつ傾向が強かった。両群の抑うつの程度は身体的障害の程度とわずかに関係していたが，身体障害だけで抑うつを説明することはできなかった。興味深いことに，8人のMS患者は神経症状が発現する前に抑うつがおこっていたと述べた。他の神経疾患の対照群にはそのような報告をするものはいなかった。そして，重度の感情障害はMSの前駆症状であるか，後期の合併症のどちらかである可能性があると結論された。引き続いて，この問題について精力的な調査が行われた。

Schifferら[68]は大脳優位MS患者，脊髄優位MS患者，対象群それぞれ15人について調査し，大脳優位MS患者9人に11回の抑うつエピソードが認められ，その他の群では2人にそれぞれ1回ずつの抑うつエピソードしか認められなかった。この研究の患者群は，抑うつエピソードを，自己のMSが進行したことによる深刻な障害に対する心理的な反応と解釈しがちであった。抑うつエピソ

ードは典型的にはMSが激しくなる時におこるか，重要な対人関係や仕事上の役割と関連していた。しかし，その他の群では，社会的喪失とともに機能障害がおこっていたが，それに相応しては大うつ病に罹患していなかった。

Dalosら[21]は，MSの疾患の活動性と感情状態の関係について，はじめて前方視的研究をした。64人の患者を1年間追跡調査した。患者は一般健康調査票（General Health Questionnaire：GHQ）28項目版を研究開始時から1ヶ月ごとに記入した。Kurtzke機能障害尺度（Kurtzke Functional Disability Score）を使用して神経学的評価を行った。23人の脊髄損傷患者をMS患者群とマッチさせGHQを毎月施行した。その結果，進行性または再発性のMS患者の90％，病状の安定しているMS患者では39％，脊髄損傷患者では12％に情動的変調を認めた。

神経症状が出現する数ヶ月から数年前にあらわれる抑うつが，MSの最初の徴候である可能性を示唆する研究報告[44,84]がある。MRI（核磁気共鳴画像検査）の導入までは，MSの正確な発症を確定することは不可能であった。そのため，診断的問題を避けるため，初期の研究では発症間もないMS患者を除外していた。認知障害，抑うつ，神経症状，疾患の慢性化を峻別するために，Lyon-Caenら[41]は神経症状が出現して24ヶ月以内の30人の患者を調査した。この患者の中で11人がDSM-Ⅲの大うつ病の診断基準に合致した。さらに，気分の異常と情動失禁・易変性・感情的な刺激への過敏などの情動表出異常とを鑑別した。コントロール群では気分と情動が密接に関連していたが，一定の神経学的損傷部位が感情の感じ方（気分）と感情の表出（情動）との間の乖離を引き起こしている可能性がある。仮性球麻痺と情動失禁はMSの特徴であるので，これを区別していないことが多くの研究の問題であった。MSでは抑うつでなくても泣いたり，愉快でなくても笑ったりすることがある。Lyon-Caenらは，気分スケール（Specific Mood Scale）を使用したところ，非抑うつの患者19人中9人と抑うつ患者11人中5人に仮性球麻痺性情動不安定のような変調を認めた。MS初期において認知障害が60％に出現することもわかった。しかし，抑うつと認知障害には関連はなかった。

Homerら[30]は，MRIの感度を上げて精神症状のある8人のMS患者をそれらの患者にマッチングされた精神症状のないMS患者8人と比較研究した。診

断はDSMの診断基準に従った。精神症状は，7人が感情障害と1人が器質性幻覚症であった。全ての精神症状はMSが発症した頃，もしくはその後に起こっていたが，病気の悪化とは一致していなかった。MRIによる病変部の広がりの総量は，精神症状のある群とコントロール群で同じであった。しかし，精神症状のある群では側頭葉の病変が488mmと，コントロール群（288mm）と比して有意に大きかった。他の脳部位ではこのような差が認められなかった。

Schifferらの興味をそそられる印象深い論文[67]では，従来の文献を統合し，MSの抑うつの性状の見解を述べ，臨床的治療・管理の方策を提供しようと試みた。2年間にわたり，MSの430人から抑うつ症状で紹介された72人を面接した。中等症から重症の抑うつを呈した患者に対して，感情障害と精神分裂病のための診断手法（the Schedule for Affective Disorders and Schizophrenia：SADS）を施行した。研究のための診断基準（Research Diagnostic Criteria：RDC）[74]に「状況的な」要因を加え，神経学的状態の悪化の中でおこる抑うつの特徴を記述しようとした。この曖昧な用語（「状況的な」）は特定の原因的な関連を意味している。患者への生物学的治療，社会的介入，心理療法はコントロールされなかった。抑うつに対する治療は5週間と短く，それぞれの治療群の数が少なかったので有意な結果は得られなかった。しかし，興味深いことに，MSが活動性の患者と非活動性の患者の抑うつを比較した結果，活動期に抑うつになった患者では，臨床的介入の有無にかかわらず，時間経過とともに抑うつが改善する傾向がみられた。活動性MS患者は，一般に自立的な機能が失われることを怖れていた。一方，非活動性MS患者は，ある意味で良くなることを怖れているようであった。「非活動性MS患者群では，社会的状態は明らかに快適であり，自立的な機能を増大させなければならないようなことが予想させられる出来事に引き続いて，7人中6人にうつが起こっていた」。Schifferは，依存欲求充足が失われることを怖れていたと考えた。この論文は系統的でないが，MSと抑うつの関連を考える新しい観点を与えてくれる興味深い研究である。

Boyleら[10]は，この点をさらに広げ，MSの心理学的問題の研究から，MS患者では問題の質より量の違いがあることが示唆されていると指摘した。99人のMS患者に対するミネソタ性格検査（MMPI）のクラスター分析から，MS患者の四つの心理学的特徴を取り出した。それは，抑うつ：14％，否認―多幸

気分：32％，身体的問題の悪化：22％，身体的障害の程度に応じた情動的変化：31％であった。

　Joffeら[34]は，MSと気分障害の関連を調べた大変優れた研究を報告している。これまでの多くの研究は，標準化された精神医学的評価を使わず，詳細な診断的基準に従わない気分評価スケールによってうつとしていた。Joffeらの研究では，100人の患者に対して，機能障害がなく専門家の助けを求めたかどうかを調べるとともに，SADS（生涯罹患版），RDC診断が使用され，精神医学的診断がより厳密に行われた。さらに，Beckうつ評価尺度（Beck Depression Inventory），状態不安尺度（Present State Anxiety Scale），症状チェックリスト90（改訂版：Symptom Checklist-90, Revised），HRSD，躁状態評価尺度（Manic State Rating Scale），Kurtzke身体機能障害尺度が施行された。ステロイド使用に関連した一過性の感情障害を除外診断するという重要な方法上の改善を試みた。これらの精力的で精緻な方法によって，驚くべきことに，MSでは72％に精神科的問題が発生していることを明らかにした。抑うつが42％と最も多かった。他の研究と対照的に，機能障害と気分との関連は認められなかった。実際，生涯精神疾患診断がない28人は高度の身体機能障害を有していた。

　MSの気分変化の病因は，不明な点が残されており，多要因的であるようであるが，Foleyら[24]はその一つのメカニズムを示唆する実証データを報告している。22人のMS患者に対して，cyclosporineとプラセボを使用した2年間の前方視的コントロールスタディをしたところ，CD8細胞数低値，CD8比率低値，CD4/CD8比高値と抑うつの期間に関連があった。これは，心理的ストレスが炎症・免疫学的変化を引き起こす誘因の一つである可能性を示している。

パーキンソン病

　「恐怖に震え」たり「不安に凍てついた」ことがある人なら誰でも気分と運動活動が関連すると考えることに理解を示すであろう。この関連はパーキンソン病では特に明らかである。この病気は気分状態によって刻々と身体的機能が変化する。初期の研究では心理状態がパーキンソン病の経過に影響を与える可

能性のある主要なものと考える傾向があった。多くの研究者が，パーキンソン患者は病前の堅くて融通の利かない性格傾向があり，運動障害と情動が相応すると指摘していた。最初は，心理的要因がパーキンソン病の実質的な原因の一つと考えられた。1951年頃Prichardら[54]は，慢性的情動的ストレスが，素因のある人に化学的変化を起こし，その結果，運動障害にいたると提言した。パーキンソン病は心理的要因が原因でおこるのではないという現在の見解が広く受け入れられたのは，Riklanら[57]が診断的面接と神経心理学的検査によって108人の患者を慎重に調査した1959年以後のことであった。他の研究者は，疾患の進行に心理的要因が影響を与えているかについて研究を続けた。治療的転帰に心理的要因が影響するかを調べた研究がいくつもなされた[54,72]。性格傾向が質問票から推測された。依存的で被暗示性の高い患者が改善しやすいとする報告[54]がある一方，自発的に多くを望む患者は改善しやすいとする報告があった[72]。この矛盾した結果は，施行された心理テストが異なっていたためと考えられる。

次に，幅広い心理的傾向より抑うつの発生頻度が注目されるようになった。抑うつはParkinson自身の原著においても指摘されていた。初期研究では，視床手術をうけた患者の女性で60％，男性で52％に重度抑うつが認められた[81]と報告されたように，抑うつの定義が漠然としたものであった。標準的な評価尺度を使用した研究[15]ではうつの罹患率は37％であった。Brownら[12]はパーキンソン病の外来患者の52％がHRSDによるうつ病の基準に合致していたと報告した。この研究は後方視的で診療録をもとに診断がなされたものであった。パーキンソン病で精神科入院している90％に抑うつがあるとする研究もあった[52]。

パーキンソン病に伴う機能障害がうつ症状の原因と当初は考えられた[33,52]。他の身体機能障害をおこす疾患の患者と比較しパーキンソン病の患者では有意に高いうつの発症率があり[12,59,81]，L-dopaによる奏功と身体機能の改善によってはうつの改善が必ずしもおきないこと[17,43]から，身体機能障害への単純な反応ではないとする多数の論文が発表された。

パーキンソン病の身体機能障害の程度は非常に変化しやすいので，Cantelloら[14]は対照群を設定した。薬物療法を受けるパーキンソン病患者は1日の中で

も運動機能の明らかな変動が生ずる可能性がある。これを「オン-オフ現象」といわれ，「最終用量現象」の一部であり，ドーパミンの濃度が低下するためと考えられている。患者にはBeckうつ評価尺度を施行された。そして，本来のドーパミン治療の効果への反応を判別するため，中枢神経系障害がなく運動機能障害が同等の関節リウマチ患者と慎重にマッチさせた。運動障害はもちろん一時的には気分を悪化させるが，パーキンソン病患者に抑うつが強いことから，運動障害への反応からは抑うつを説明できないとCantelloらは述べている。

痴呆は，Parkinsonの原著ではないとされていたが，パーキンソン病の重要で一般的な合併症であることが明らかになってきた。初期の研究では痴呆の有無を記述していないので結果が混乱していた。Mayeuxら[47]の研究ではこの点を考慮し，明らかな痴呆のあるものを除外した55人のパーキンソン病患者を対象とした。Beckうつ評価尺度，MMSEに加え，言語，記憶，注意，学習の各機能を評価した。また，動きが遅い患者を考慮し，課題に対する回答時間の遅れは評価に含めなかった。パーキンソン病の重症度を4段階にわけ，神経学の専門家が評価した。

Mayeuxら[47]は，パーキンソン病患者の47％がうつであったと報告している。これらのうつの多くは軽度であったが，35％の患者はパーキンソン病が臨床的にはっきりする前から，中等度から重症のうつがはじまっていたと述べた。また，Mayeuxらは，うつの重症度と認知・注意障害と関連があったので，一連の脳の機序を提言した。同じ結果をSantamariaらも報告している[66]。

1986年には，Mayeuxらはさらに DSM-Ⅲを使用し，痴呆のない患者49人のうち，28％が大うつ病に，14％が気分変調症の診断基準に合致していたことを明らかにした。精神衛生局（NIMH）の診断面接法とHRSDにより評価をしたところ，うつと髄液中のセロトニン代謝物質（5-HIAA）濃度低下が関連し，中枢でのセロトニン低下が示唆された。セロトニン前駆物質の治療でうつが改善し，髄液中の5-HIAA濃度が回復していた[48,50]。

Schifferら[70]は，パーキンソン病患者26人をSADS-L，RDCによってうつを評価し，うつ病患者16人の内，12人が不安障害を罹患し，8人がパニック障害を罹患していた。8人のパニック障害患者のうち，7人が神経症状の発症した後にパニック障害がおこっており，パニック障害が成年初期にはじまると

いう通常の経過と明らかに異なっていた。そこで，不安とパニックの晩発性発症がパーキンソン病の病態生理と関連しているのではないかと述べている。

Starksteinら[75]は，若年発症（55歳未満発症）のパーキンソン病が晩発性と病因，徴候が異なっている可能性を示した。パーキンソン病患者105人をDSM-IIIによって診断したところ，若年発症患者41人の37％が大うつ病を，24％が気分失調症を罹患していたが，晩発性患者64人では大うつ病はわずか10％で，気分失調症も17％であり，若いほどうつ病の発症率が有意に高いことを示す結果であった。抑うつの影響がMMSEによって測定された痴呆からどのように区別されたかについては疑問があるが，若年発症患者において，抑うつが認知障害とパーキンソン病の罹患期間と関連していた。身体機能障害とうつの重症度が関連していたのは晩発性発症患者群のみであり，若年発症患者のうつはパーキンソン病への単純な心理的反応ではないことが示唆された。若年発症群と晩発性発症群では，臨床経過が異なる疾患である可能性があるので，さらに調査を進める必要があるだろう。

パーキンソン病の運動機能障害に先だってうつがみられる場合，そのうつは疾患の初発症状であるかという問題がある。たとえば，カテコールアミン系の軽度の変性がうつを引き起こし，さらに変性が進行すると運動障害を呈するようになるかという疑問である。または，うつは一般人口でもよくある疾患なので，神経伝達機能の変化と関連した抑うつがあると，パーキンソン病に罹患しやすくなったり，早期にパーキンソン徴候が出現するのであろうか。これらの問題はいまだ十分に解明されていない[79]。

Hubbleら[31]の研究では，抑うつが農薬への暴露と神経疾患の家族歴に次ぐパーキンソン病の危険因子であることが明らかになっている。

てんかん

多数の研究によって，てんかんに精神医学的問題の発生頻度が高いことが実証されている。精神医学的問題の発生率が高いと報告した初期の研究では，標準化されたスクリーニング法や現代的診断分類を使用しなかったが，その結果の多くは現代的な研究によって追認されている。アメリカ合衆国における初期

研究である Gibbs ら[28] の研究では，ヒステリー，精神病質的性格，シゾイド精神病が脳波の精神運動発作の間欠期に増加することを報告された。Pond ら[53] は，外来てんかん患者の 38 ％が何らかの精神疾患を抱えていると報告した。Rutter ら[65] は，8-10 歳のてんかん患児の 58 ％に精神医学的問題があることを詳細な調査によって明らかにした。Currie ら[20] は，複雑部分発作を有する 666 人のおよそ半数が精神医学的問題を体験していたと述べている。

　これらの初期研究は，精神科外来の患者を対象としており，適切な対象コントロール群がなく，診断などが標準化されていなかったので，結論が無効ではないかと，Stevens[76] によって，鋭く問われることになった。1966 年当時では，精神科の患者ではなく，精神運動発作患者群と非精神運動発作患者群について年齢をマッチさせ，精神医学的障害の発症頻度を検討したものは三つの研究のみ[29,35,80] であった。これらの研究では，精神運動発作群とその他のてんかんで精神医学的疾患の罹患率に差は認められなかった。しかし，てんかん患者全体では，精神医学的問題の発生頻度は高いことが明らかにされた。Stevens 自身も，てんかん患者 100 人を無作為に選び，精神科入院歴を精神的変調と厳密に規定して調査したところ，28 人に精神科入院歴があったと報告した。Pritchard ら[55] も，部分てんかん発作患者 56 人（15-30 歳）を慎重に選び，精神科入院，自殺企図，精神科への紹介，行動異常を精神的変調と規定して調査したところ，37 ％に精神的変調があったと述べている。

　てんかんの精神医学的合併症では，うつが最も多いとされている。てんかん患者の自殺率は，一般人口と比較し 5 倍以上である[5,45]。Mendez ら[51] は，精神科へ入院したてんかん患者のうち，78 ％がなんらかの感情障害であったと報告した。それらの患者の多くは，精神的コントロールを失っているという感情や社会の偏見などを否定し，てんかんは生涯にわたる問題であると認めており，てんかんがうつを引き起こしているとは考えないと陳述した。

　先行研究の方法論的欠点を考慮して，Kogeorgas ら[37] はてんかん外来の患者の 66 人の精神疾患の発症率を調べた。てんかん発症以前に精神障害が発現していた患者は対象から除外された（部分てんかんの発症を決定するのは困難であるので，この対照群より実際の発症率は恐らく実際より低かったはずである）。そして，てんかんのない神経疾患患者のコントロール群とマッチングさ

れた．全ての患者に一般健康調査票（GHQ）と Crown-Crisp 体験指標（Crown-Crisp Experiential Index）が施行された．「精神疾患の可能性のある」と考えられる GHQ のスコアを示した者は，てんかん患者群で 45％，神経疾患コントロール対照群：28％，一般人口群：21％であった．それは，うつ，不安，ヒステリーが主な症状であった．

てんかんの抑うつに関する器質的原因の仮説について，緻密で網羅的な総説が Robertson [58] によって提案されている．てんかん患者ではうつは一般的であるが，そのうつの特徴や原因についてはいまだコンセンサスが得られていないと述べている．てんかんによる神経構造や神経伝達の変化，抗てんかん薬の役割，社会的偏見を含んだ多要因が原因として考えられるが，てんかんで他の神経疾患と比較しうつが多いかどうかを系統的に調査した研究は未だ発表されていない．

他の疾患よりもてんかんでは，コンプライアンスが非常に重要である．たとえば，失語症の患者は患者自身の行動に関係なく失語が持続するであろう．しかし，痙攣がおきるかおきないかは，毎日の複雑な服薬や頻回の通院・検査などへの患者のコンプライアンスが大きく影響を与える．そのため，否認や抑うつの心理的感情がコンプライアンスに影響を与え，てんかんの転帰に強く関与する可能性がある．その人の精神力動は家族力動と関連しているので，てんかんの経過に家族病理が反映する．Dodrill [22] は，てんかんの心理的問題を考察した中で，心理社会的問題の標準的な定義がなく，どのような問題があるかの定見はないと述べている．この領域での系統的調査の結果，Dodrill [22, 23] は，てんかんの抱える問題を客観的・包括的に分類する枠組みを作った．家族背景，感情的適応，対人関係的適応，職業的適応，経済状態，発作への適応，医学的ケア，包括的心理社会的機能の八つの領域を同定した調査票（Washington Psychological Seizure Inventory）を提案した．

Levin ら [39] は，Dodrill らの考案した枠組み [22, 23] を利用し，てんかんの心理学的問題の包括な文献的検討をおこなった．そこで，対象者数の少なさ，コントロール群の欠如，不適当・非現実的な行動評価，交絡因子についての不明確さ（例えば，診断正確性，薬物，知能など）などの多くの問題点を指摘した．さらに，多くの文献が心理社会的問題の存在を指摘しているが，特定の感情的適

応問題とてんかんとの間に関連があると結論づけることはできず，矛盾する結果であったと述べている。これらのことから，てんかんの心理社会的問題は今後の重要な課題であるが，DSMのような疾病分類システムでこのような問題を扱うまでには至っていないことが示唆される。

考　察

　広範な神経障害に精神疾患がともなうことが一般的であるという多くの研究結果がある。この知見は精神医学そのものの発展とともに深まってきた。神経疾患の心理的要因に関する初期の報告は逸話的であったが，最近は，診断分類（常に変化する）によって精神変調の特徴を分類し詳細に記述されるようになっている。さらに，脳機能のある独立した精神的過程を検討することから，神経生理学的に精神症状を検討する方向に明らかに変わってきている。うつに関してさえ，信頼できる客観的な生物学的指標がないことが大きな研究上の障害となってきた。これは，他の多くの疾患の科学的な歴史の発展と平行している面がある。たとえば，信頼性，客観性のある診断的指標がなかったため，MSは20世紀初頭には進行麻痺などと区別が生前にはできなかった。MSへの理解は，多くの間違いによって紆余曲折しながら，ゆっくりと進歩してきたのである。その頃の最も重要な発展は，SchumacherのMS診断基準[71]であった。これは，DSMのようなものではないが，研究上MSを定義するのに利用される症状・徴候のチェックリストであった。

　しかし，この章で論述した中枢神経の疾患すべてが病んだ脳ということになるので，器質性気分障害，適応障害，大うつ病などとの鑑別が必要であるが，ここでは論議をさけてきた。大量の実証データから，これらを鑑別するための十分な情報がないことがわかる。たとえば，うつがパーキンソン病に併発している時に，そのうつは神経伝達物質の貯蔵量を低下させ，パーキンソン病を促進させるのだろうか。また，うつは，歯車様症状や振戦のような運動機能症状があらわれてくるパーキンソン病の初期徴候なのだろうか。これらへの回答はまだないので，大うつ病を器質性気分障害から信頼性をもって区別することができない。数年後に発症するパーキンソン病に先だって抑うつがあった場合で

も，その鑑別は難しい．さらに，潜行する神経学的過程から，情動・行動の一徴候や「心理学的特徴」を区別するのが問題となっている．

提 言

神経疾患と精神医学的問題との関係への理解は，研究している障害について，直截に経験に基づいた記述をすることから深まる．たとえば，患者がMMSEやHRSDで同じスコアでも全く異なる徴候を示すことがあることが多くの研究から判明している[4,7,26]．Taylorら[78]が説得力をもって述べているように，うつと神経疾患の症状が重なりあうので，うつの評価スコアが見かけ上高くなる場合がある．客観的な所見の詳細な記述があれば，診断基準が変わっても研究結果を検証できるので，数十年後にでも十分信頼できるデータとなる．

もし可能であるならば，観察時の一過性の関連と原因的な関連を区別すべきである．そのことによって，いまだ不明な点が多い精神疾患の病態生理が明らかにできるであろう．このことへの知見が非常に少ないので，神経疾患の精神医学的研究は重要である．この領域での研究が進むと，精神疾患の基礎的な機序への理解が深まるであろう．

文 献

1) American Psychiatric Association: Diagnostic and Statistical Manual of Mental Disorders, 3rd Edition. Washington, DC, American Psychiatric Association, 1980
2) American Psychiatric Association: Diagnostic and Statistical Manual of Mental Disorders, 3rd Edition, Revised. Washington, DC, American Psychiatric Association, 1987
3) American Psychiatric Association: Diagnostic and Statistical Manual of Mental Disorders, 4th Edition. Washington, DC, American Psychiatric Association, 1994
4) Anthony JC, Le Resche L, Niaz V, et al: Limits of the "Mini Mental State" as a screening test for dementia and delirium among hospitalized patients. Psychol

Med 12:397–408, 1982
5) Barraclough B: Suicide and epilepsy, in Epilepsy and Psychiatry. Edited by Reynolds EH, Trimble MR. New York, Churchill Livingstone, 1981, pp 72–76
6) Barry Jr, Dunteman GH, Webb MW: Personality and motivation in rehabilitation. Journal of Counselling Psychology 15:237–244, 1968
7) Beatty WW, Goodkin DE: Screening of cognitive impairment in multiple sclerosis: an evaluation of the Mini-Mental State Examination. Arch Neurol 47:297–301, 1990
8) Benson DF: Psychiatric aspects of aphasia. Br J Psychiatry 123:555–566, 1973
9) Bolla-Wilson K, Robinson RG, Starkstein SE, et al: Lateralization dementia and depression in stroke patients. Am J Psychiatry 146:627–634, 1989
10) Boyle EA, Clark CM, Klonoff H, et al: Empirical support for psychological profiles observed in multiple sclerosis. Arch Neurol 48:1150–1154, 1991
11) Braceland FJ, Giffen ME: The mental changes associated with multiple sclerosis (an interim report). Res Publ Assoc Res Nerv Ment Dis 28:450–455, 1950
12) Brown LG, Wilson WP: Parkinsonism and depression. South Med J 65:540–545, 1972
13) Brown S, Davis TK: The mental symptoms of multiple sclerosis. Archives of Neurology and Psychiatry 7:629–634, 1922
14) Cantello R, Gilli M, Riccio A, et al: Mood changes associated with "end-of-dose deterioration" in Parkinson's disease: a controlled investigation. J Neurol Neurosurg Psychiatry 49:1182–1190, 1986
15) Celesia GG, Wannamaker WM: Psychiatric disturbances in Parkinson's disease. Diseases of the Nervous System 33:577–583, 1972
16) Charatan FB, Fish A: The mental and emotional results of strokes. N Y State J Med 78:1403–1405, 1978
17) Cherington MR: Parkinsonism, L-dopa and mental depression. J Am Geriatr Soc 18:513–516, 1970
18) Cogswell BE: Self-socialization readjustment of paraplegics in community. Journal of Rehabilitation 34:11–13, 1968
19) Cottrell SS, Wilson SA: The affective symptomatology of disseminated sclerosis. Journal of Neurology and Psychopathology 7:1–20, 1926
20) Currie S, Heathfield KW, Henson RA, et al: Clinical courses and prognosis of temporal lobe epilepsy: a survey of 666 patients. Brain 94:173–190, 1971
21) Dalos NP, Rabins PV, Brooks BR, et al: Disease activity and emotional state in multiple sclerosis. Ann Neurol 13:573–577, 1983
22) Dodrill CB: Psychosocial characteristics of epileptic patients, in Epilepsy. Edited by Ward AA Jr, Penry JK, Purpura D. New York, Raven, 1983, pp 341–353

23) Dodrill CB, Batzel LW, Queisser HR, et al: An objective method for the assessment of psychological and social problems among epileptics. Epilepsia 21:123–135, 1980
24) Foley FW, Traugott U, LaRocca NG, et al: A prospective study of depression and immune dysregulation in multiple sclerosis. Arch Neurol 49:238–244, 1992
25) Folstein MF, Mailberger R, McHugh PR: Mood disorder as a specific complication of stroke. J Neurol Neurosurg Psychiatry 40:2018–2020, 1977
26) Franklin GM, Heaton RK, Nelson CM, et al: Correlation of neuropsychological and MRI findings in chronic/progressive multiple sclerosis. Neurology 38:1826–1829, 1988
27) Geschwind N: The organization of language and the brain. Science 170:940–944, 1970
28) Gibbs EL, Giffs FA, Fuster B: Psychomotor epilepsy. Archives of Neurology and Psychiatry 60:331–339, 1948
29) Guerrant JS: Personality in Epilepsy. Springfield, IL, Charles C Thomas, 1962
30) Homer WG, Hurwitz T, Li DKB, et al: Temporal lobe involvement in multiple sclerosis patients with psychiatric disorders. Arch Neurol 44:187–190, 1987
31) Hubble JP, Cao T, Hassanein RES, et al: Risk factors for Parkinson's disease. Neurology 43:1693–1697, 1993
32) Hyman MD: Social psychological determinants of patients' performance in stroke rehabilitation. Arch Phys Med Rehabil 53:217–226, 1972a
33) Hyman MD: Sociopsychological obstacles to L-dopa therapy that may limit effectiveness in parkinsonism. J Am Geriatr Soc 20:200–208, 1972b
34) Joffe RT, Lippert GP, Gray TA, et al: Mood disorder and multiple sclerosis. Arch Neurol 44:376–378, 1987
35) Jul-Jensen P: Epilepsy: a clinical and social analysis of 1020 adult patients with epileptic seizures. Acta Neurol Scand 40 (suppl 5):1–148, 1964
36) Kahana E, Leibowitz U, Alter M: Cerebral multiple sclerosis. Neurology 21:1179–1185, 1971
37) Kogeorgas J, Fonagy P, Scott DF: Psychiatric symptom patterns of chronic epileptics attending a neurological clinic: a controlled investigation. Br J Psychiatry 140:236–243, 1982
38) Kraepelin E: Psychiatrie ien Lehbuch fur Studierende und Artze (1901), in Clinical Psychiatry. Translated by Diefenorf AR. New York, Macmillan, 1915, pp 335–355
39) Levin R, Banks S, Berg B: Psychosocial dimensions of epilepsy: a review of the literature. Epilepsia 209:805–816, 1988

40) Lipsey J, Robinson R, Pearlson G, et al: Nortryptyline treatment of post stroke depression: a double blind study. Lancet 1:297–300, 1985
41) Lyon-Caen O, Jouvent R, Hauser S, et al: Cognitive function in recent onset demyelinating disease. Arch Neurol 43:1138–1141, 1986
42) MacGuiffe RA, Janzen FV, Samuelson CO, et al: Self concept and ideal-self in assessing the rehabilitation applicant. Journal of Counselling Psychology 15:157–161, 1969
43) Marsh GG, Markham CH: Does levodopa alter depression and psychopathology in parkinsonism patients? J Neurol Neurosurg Psychiatry 36:925–935, 1973
44) Matthews KB: Multiple sclerosis presenting with acute remitting psychiatric symptoms. J Neurol Neurosurg Psychiatry 42:859–863, 1979
45) Matthews WS, Barbas G: Suicide and epilepsy: a review of the literature. Psychosomatics 22:515–524, 1981
46) Mayberg HS, Robinson RG, Wond DF, et al: PET imaging of cortical S_2 serotonin receptors after stroke: lateralized changes and relationship to depression. Am J Psychiatry 145:937–943, 1988
47) Mayeux R, Stern Y, Rosen J, et al: Depression, intellectual impairment, and Parkinson's disease. Neurology 31:645–650, 1981
48) Mayeux R, Stern Y, Cote L, et al: Altered serotonin metabolism in depressed patients in Parkinson's disease. Neurology 34:642–646, 1984
49) Mayeux R, Stern Y, Williams JB, et al: Clinical and biochemical features of depression in Parkinson's disease. Am J Psychiatry 143:757–759, 1986
50) Mayeux R, Stern Y, Sano M, et al: The relationship of serotonin to depression in Parkinson's disease. Mov Disord 3:237–244, 1988
51) Mendez MF, Cummings JL, Benson F: Depression in epilepsy. Arch Neurol 43:766–770, 1986
52) Mindham RH: Psychiatric symptoms in parkinsonism. J Neurol Neurosurg Psychiatry 33:181–191, 1970
53) Pond DA, Bidwell BH: A survey of epilepsy in 14 general practices, II: social and psychological aspects. Epilepsia 60:285–299, 1959
54) Prichard JS, Schwab RS, Tillman WA: The effects of stress and the results of medication in different personalities with Parkinson's disease. Psychosom Med 13:106–111, 1951
55) Pritchard PP, Lombroso CT, McIntyre M: Psychological complications of temporal lobe epilepsy. Neurology 30:227–232, 1980
56) Reding R: Antidepressants after stroke. Arch Neurol 43:762–765, 1986

57) Riklan M, Weiner H, Diller L: Somato-psychologic studies in Parkinson's disease, I: an investigation into the relationship of certain disease factors to psychological functions. J Nerv Ment Dis 129:263-272, 1959
58) Robertson NM: The organic contribution to depressive illness in patients with epilepsy. Journal of Epilepsy 2:189-230, 1989
59) Robins AH: Depression in patients with parkinsonism. Br J Psychiatry 128:141-145, 1976
60) Robinson RG, Price TR: Post-stroke depressive disorders: a follow-up study of 103 patients. Stroke 13:635-641, 1982
61) Robinson RG, Starkstein SE: Current research in affective disorders following stroke. Journal of Neuropsychiatry and Clinical Neurosciences 2:1-14, 1990
62) Robinson RG, Star LB, Kubos KL, et al: A two year longitudinal study of post-stroke mood disorders: findings during the initial evaluation. Stroke 14:736-741, 1983
63) Robinson RG, Star LB, Price TR, et al: A two year longitudinal study of mood disorders following stroke, prevalence and duration at 6 months follow-up. Br J Psychiatry 144:256-262, 1984
64) Robinson RG, Bolla-Wilson K, Kaplan E, et al: Depression influences intellectual impairment in stroke patients. Br J Psychiatry 148:541-547, 1986
65) Rutter M, Graham PJ, Yule W (eds): The prevalence of psychiatric disorder in neuro-epileptic children, in A Neuropsychiatric Study in Childhood. London, Heinman Medical Book, 1979, pp 175-185
66) Santamaria J, Tolosa E, Valles A: Parkinson's disease with depression: a possible subgroup of idiopathic parkinsonism. Neurology 36:1130-1133, 1986
67) Schiffer RB: The spectrum of depression in multiple sclerosis. Arch Neurol 44:596-599, 1987
68) Schiffer RB, Caine ED, Bamford KA, et al: Depressive episodes in patients with multiple sclerosis. Am J Psychiatry 140:1498-1500, 1983
69) Schiffer RB, Wineman M, Weitkamp LR: Association between bipolar affective disorder and multiple sclerosis. Am J Psychiatry 143:94-95, 1986
70) Schiffer RB, Kurlan R, Rubin A, et al: Evidence for a typical depression in Parkinson's disease. Am J Psychiatry 145:1020-1022, 1988
71) Schumacher GA, Beebe G, Kibler RF, et al: Problems of experimental trials of therapy in multiple sclerosis. Ann N Y Acad Sci 122:552-568, 1965
72) Singer E: Sociological factors influencing response to levodopa therapy for Parkinson's disease. Arch Phys Med Rehabil 57:328-334, 1976
73) Slater SB, Sussman MB, Stroud MW: Participation in household activities as prognostic factor for rehabilitation. Arch Phys Med Rehabil 51:605-610, 1970

74) Spitzer RL, Endicott J, Robins E: Research Diagnostic Criteria: rationale and reliability. Arch Gen Psychiatry 35:773-782, 1978
75) Starkstein SE, Berthier ML, Bolduc PL, et al: Depression in patients with early versus late onset of Parkinson's disease. Neurology 39:1441-1445, 1989
76) Riklan M, Weiner H, Diller L: Somato-psychologic studies in Parkinson's disease, I: an investigation into the relationship of certain disease factors to psychological functions. J Nerv Ment Dis 129:263-272, 1959
77) Robertson NM: The organic contribution to depressive illness in patients with epilepsy. Journal of Epilepsy 2:189-230, 1989
78) Robins AH: Depression in patients with parkinsonism. Br J Psychiatry 128:141-145, 1976
79) Robinson RG, Price TR: Post-stroke depressive disorders: a follow-up study of 103 patients. Stroke 13:635-641, 1982
80) Robinson RG, Starkstein SE: Current research in affective disorders following stroke. Journal of Neuropsychiatry and Clinical Neurosciences 2:1-14, 1990
81) Robinson RG, Star LB, Kubos KL, et al: A two year longitudinal study of post-stroke mood disorders: findings during the initial evaluation. Stroke 14:736-741, 1983
82) Robinson RG, Star LB, Price TR, et al: A two year longitudinal study of mood disorders following stroke, prevalence and duration at 6 months follow-up. Br J Psychiatry 144:256-262, 1984
83) Robinson RG, Bolla-Wilson K, Kaplan E, et al: Depression influences intellectual impairment in stroke patients. Br J Psychiatry 148:541-547, 1986
84) Rutter M, Graham PJ, Yule W (eds): The prevalence of psychiatric disorder in neuro-epileptic children, in A Neuropsychiatric Study in Childhood. London, Heinman Medical Book, 1979, pp 175-185
85) Santamaria J, Tolosa E, Valles A: Parkinson's disease with depression: a possible subgroup of idiopathic parkinsonism. Neurology 36:1130-1133, 1986
86) Schiffer RB: The spectrum of depression in multiple sclerosis. Arch Neurol 44:596-599, 1987
87) Schiffer RB, Caine ED, Bamford KA, et al: Depressive episodes in patients with multiple sclerosis. Am J Psychiatry 140:1498-1500, 1983
88) Schiffer RB, Wineman M, Weitkamp LR: Association between bipolar affective disorder and multiple sclerosis. Am J Psychiatry 143:94-95, 1986
89) Schiffer RB, Kurlan R, Rubin A, et al: Evidence for a typical depression in Parkinson's disease. Am J Psychiatry 145:1020-1022, 1988
90) Schumacher GA, Beebe G, Kibler RF, et al: Problems of experimental trials of therapy in multiple sclerosis. Ann N Y Acad Sci 122:552-568, 1965

91) Singer E: Sociological factors influencing response to levodopa therapy for Parkinson's disease. Arch Phys Med Rehabil 57:328-334, 1976
92) Slater SB, Sussman MB, Stroud MW: Participation in household activities as prognostic factor for rehabilitation. Arch Phys Med Rehabil 51:605-610, 1970
93) Spitzer RL, Endicott J, Robins E: Research Diagnostic Criteria: rationale and reliability. Arch Gen Psychiatry 35:773-782, 1978
94) Starkstein SE, Berthier ML, Bolduc PL, et al: Depression in patients with early versus late onset of Parkinson's disease. Neurology 39:1441-1445, 1989
95) Stevens JR: Psychiatric implications of psychomotor epilepsy. Arch Gen Psychiatry 14:461-471, 1966
96) Surridge D: An investigation into some psychiatric aspects of multiple sclerosis. Br J Psychiatry 115:749-764, 1969
97) Taylor AE, Saint-Cyr JA: Depression in Parkinson's disease: reconciling physiological and psychological perspectives. Journal of Neuropsychiatry and Clinical Neurosciences 2:92-98, 1990
98) Todes CH, Lees AJ: The premorbid personality of patients with Parkinson's disease. J Neurol Neurosurg Psychiatry 48:97-100, 1985
99) Vislie H, Henrikson GF: Psychic disturbance in epileptics, in Lectures on Epilepsy. Edited by Lorentz de Haas A. Amsterdam, Elsevier, 1958, pp 29-90
100) Warburton JW: Depressive symptoms in parkinsonism patients referred for thalamotomy. J Neurol Neurosurg Psychiatry 30:368-370, 1967
101) Wechsler IS: Statistics of multiple sclerosis including a study of the infantile, congenital, familial and hereditary forms and the mental and psychic symptoms. Archives of Neurology and Psychiatry 8:59-75, 1921
102) Whitlock FA, Siskind MM: Depression as a major symptom of multiple sclerosis. J Neurol Neurosurg Psychiatry 43:861-865, 1980
103) Young AC, Saunders J, Ponsford JR: Mental change as an early feature of multiple sclerosis. J Neurol Neurosurg Psychiatry 39:1008-1013, 1976

第4章訳者注

A) 脳卒中について
1) Bosworth, H. B., Horner, R. D., Edwards, L. J., & Matchar, D. B. (2000). Depression and other determinants of values placed on current health state by stroke patients : evidence from the VA Acute Stroke (VASt) study. Stroke, 31

(11), 2603-2609.
327人を対象として多施設での12ヶ月の健康状態を多角的に評価し，抑うつ，独居などが影響を与えることを示した前方視的研究。
2) Carson, A. J., MacHale, S., Allen, K., Lawrie, S. M., Dennis, M., House, A., & Sharpe, M. (2000) Depression after stroke and lesion location : a systematic review. Lancet, 356 (9224), 122-126.
Robinsonらの脳卒中の部位による抑うつの発生頻度の違いがあるという主張をメタアナリスによって検証し，部位の特異性は明らかでないことを明らかにしている。
3) Chemerinski, E., & Robinson, R. G. (2000) The neuropsychiatry of stroke. Psychosomatics, 41 (1), 5-14.
抑うつが脳卒中後の機能回復の遅れと関連する他に，不安障害，破局反応，感情失禁なども影響を与えることを示した総説論文。
4) Cole, M. G., Elie, L. M., McCusker, J., Bellavance, F., & Mansour, A. (2001) Feasibility and effectiveness of treatments for post-stroke depression in elderly inpatients : systematic review. J Geriatr Psychiatry Neurol, 14 (1), 37-41.
脳卒中後のうつに対する薬物療法のレビュー。1997年までのの資料のために，SSRIなどの新しい抗うつ薬の使用成績が少ない。
5) Ohira, T., Iso H., Satoh S., Sankai T., Tanigawa, T., Ogawa. Y., Imano H., Sato, S., Kitamura, A., and Shimamoto, T. (2001) Prospective study of depressive symptoms and risk of stroke among Japanese. Stroke, 32, 903-908
農村の901人を対象にして，抑うつが脳卒中の危険因子であることを示した日本での前方視的研究。
6) Ouimet, M. A., Primeau, F., & Cole, M. G. (2001) Psychosocial risk factors in post-stroke depression: a systematic review. Can J Psychiatry, 46 (9), 819-828.
PSDの危険因子として，うつの既往，嚥下困難，機能障害，独居，社会的な孤立が見出され，統合的なアプローチが必要であることを提言したメタアナリス研究。

B) 多発性硬化症
1) Borras, C., J. Rio, et al. (1999) Emotional state of patients with relapsing-remitting MS treated with interferon beta-1b. Neurology 52 (8) : 1636-9.
抑うつ・不安とMSの病状変化およびインターフェロン治療との関連について調査した研究。
2) Feinstein, A. and K. Feinstein. (2001) Depression associated with multiple sclerosis. Looking beyond diagnosis to symptom expression. J Affect Disord 66 (2-3) : 193-8.
MSでは大うつ病の診断基準に合致しない程度の抑うつ症状も多いことを示した研究。
3) Fruewald, S., H. Loeffler-Stastka, et al. (2001) Depression and quality of life in multiple sclerosis. Acta Neurol Scand 104 (5) : 257-61.

MS 患者で抑うつが QOL を低下させる危険因子であることを明らかにした研究。
4) Janardhan, V. and R. Bakshi. (2000) Quality of life and its relationship to brain lesions and atrophy on magnetic resonance images in 60 patients with multiple sclerosis. Arch Neurol 57 (10) : 1485-91.
性機能,精神健康に関する QOL 低下と MRI での病変,萎縮との間に関連があることを明らかにした研究。
5) Wang, J. L., M. A. Reimer, et al. (2000) Major depression and quality of life in individuals with multiple sclerosis. Int J Psychiatry Med 30 (4) : 309-17.
大うつ病の生涯罹患率が 22.8％で,罹患したことがある群では有意に QOL の低下が認められたとする報告。
6) Zorzon, M., R. de Masi, et al. (2001) Depression and anxiety in multiple sclerosis. A clinical and MRI study in 95 subjects. J Neurol 248 (5) : 416-21.
MS 患者の大うつ病と不安障害の横断的な罹患率では関節リウマチと同程度であり,うつは MRI での側頭葉変化と関連があるが,不安障害は MRI 所見と関連がないことを明らかにした研究。

C) パーキンソン病
1) Oertel, W. H., Hoglinger, G. U., Caraceni, T., Girotti, F., Eichhorn, T., Spottke, A. E., Krieg, J. C., & Poewe, W. (2001) Depression in Parkinson's disease. An update. Adv Neurol, 86, 373-383.
パーキンソン病のうつ状態についての最新の総説。
2) Poewe, W., & Luginger, E. (1999) Depression in Parkinson's disease : impediments to recognition and treatment options. Neurology, 52 (7), S2-6.
パーキンソン病のうつと認知機能について述べた総説。
3) Slaughter, J. R., Slaughter, K. A., Nichols, D., Holmes, S. E., & Martens, M. P. (2001) Prevalence, clinical manifestations, etiology, and treatment of depression in Parkinson's disease. J Neuropsychiatry Clin Neurosci, 13 (2), 187-196.
本章の内容を 1998 年までの文献で検討されている総説。
4) Zesiewicz, T. A., Gold, M., Chari, G., & Hauser, R. A. (1999) Current issues in depression in Parkinson's disease. Am J Geriatr Psychiatry, 7 (2), 110-118.
パーキンソン病のうつの頻度とその治療についての文献的レビュー。

D) てんかん
1) Baker, G. A., Jacoby, A., Buck, D., Brooks, J., Potts, P., & Chadwick, D. W. (2001) The quality of life of older people with epilepsy: findings from a UK community study. Seizure, 10 (2), 92-99.
てんかん患者の QOL 研究を精力的におこなっているグループの最新の報告。
2) Hermann, B. P., Seidenberg, M., & Bell, B. (2000) Psychiatric comorbidity in chronic epilepsy : identification, consequences, and treatment of major depression. Eplesia, 41, S31-S41

てんかんのうつ状態に関する今日的な研究課題を呈示した文献的考察。
3) Lehrner, J., Kalchmayr, R., Serles, W., Olbrich, A., Pataraia, E., Aull, S., Bacher, J., Leutmezer, F., Groppel, G., Deecke, L., & Baumgartner, C. (1999) Health-related quality of life (HRQOL), activity of daily living (ADL) and depressive mood disorder in temporal lobe epilepsy patients. Seizure, 8 (2), 88-92.
側頭葉てんかんで抑うつとQOLが関連していることを示した研究。
4) Wiegartz, P., Seidenberg, M., Woodard, A., Gidal, B., & Hermann, B. (1999). Co-morbid psychiatric disorder in chronic epilepsy : recognition and etiology of depression. Neurology, 53 (5), S3-8.
てんかんに伴う抑うつの概念を呈示した総説。

第5章

癌の発症と進行

James L. Levenson, M.D.
Claudia Bemis, M.D.

　多くの専門家・非専門家が心理的要因が癌の発症と進行に大きな役割を果たしていると信じている。メディアも「心が身体をコントロール」し癌を克服できるという一般的な考えを称揚してきたし,自助的な書籍や患者が癌と闘うためのイメージ法やリラクセーション法ができる保養センターが多くある。白血球がガン細胞を攻撃すると視覚化するイメージ法,肯定的考えをする認知再構成法,自己主張訓練は,伝統的健康法と並んで,患者が病気と「戦う」ために勧められてきた。
　これらの楽観的理論と実施への熱狂は,心理的要因と癌の関係は未解明であるという科学的な事実に基づいた認識によって平静になるべきである。また,多数の要因が癌の発症と進行に関与していることが,この領域の研究を複雑にしている。この章では,これまで研究されてきた主な心理的要因に関する科学的事実を検討する。研究デザインや解析方法に欠点がある研究が多いが,その点についても考察を行う。
　歴史的に展望すると1950年代には,心身医学への関心が高まり,心理的要因・社会的要因・環境的要因と疾患の発症・進行との関連が研究されるように

なった。主な知見のひとつは喫煙と肺癌の関連であった。60年代以降は，癌を含む様々な疾患の発症・進行に影響する可能性のある性格特性，葛藤，情動が調べられた。環境・職業上の有害物質への暴露についても調査された。また，60年代には癌への行動・心理的要因の影響をより理解しようと，交絡因子をコントロールする動物実験が発展した。動物実験の結果を人間に当てはめることには問題があり，その点についても検討する。1970年代には，免疫学と神経化学の急速な進歩があり，精神医学においては精神障害の生物学的研究が一層なされるようになった。一定の感情状態と神経内分泌系の興味ある関連が明らかになった。1980年代の精神神経免疫学の研究では，心理社会的要因と免疫的反応との関連とともに，癌脆弱性と進行に対する密接な関係が探索された[27]。

この章では，1) 癌の発症と進行は心理社会的因子によって影響をうける，2) 心理的要因は免疫系に影響を与え，その結果，癌の発症と進行に関与するという二つの仮説に着目した。心理社会的因子とは，感情状態，対処様式・防衛様式，性格傾向，対人関係的諸因子，ストレス性のライフイベントなどである。さらに，心理社会的介入の癌の転帰への影響と動物モデルも考察する。

サイコオンコロジーの広範な研究が十数年前からみられているが，方法論上に問題があるものが多い。その問題点としては，対象者が少なく偏りのあること，対象者の癌の種類およびその進行度が異なり不均一であること，統計解析が一部分のみもしくは全く行われていないこと，十分なコントロール群が設定されていないこと，後方視的な対象であるため偏りが生じていること，などがあげられる。有意な影響があると考えられたいくつかの研究でも，研究開始の時点の疾患の重症度や治療がばらばらであることから要領を得ないものになってしまっていた。喫煙や食事などの重要な交絡因子を考慮していない研究もあった。多数の心理的因子を評価し，やっと見出された少ない有意な関連を強調しすぎている研究も多い。研究開始時の心理的要因の評価法と身体医学的転帰の評価法を標準化していないことがしばしばみられた。

方　法

この領域の広範な総説[13,27,59]と，1989年までのIndex Medicus, MedLineを

利用した。前述したような方法に重大な問題のある研究は評価から除外した。この基準にあう研究は非常に少なかった。基準を満たす研究があまりにも少ないことを考慮して、欠点を補うだけの方法論上の強さがあると判断した研究は残した。

心理社会的因子

感情状態

感情状態、ことにうつと癌の発症の関係については、精力的な研究がなされてきた。2020人の男性勤労者を対象とした大規模疫学調査では、ミネソタ性格検査（MMPI）の抑うつ症状があると、17年後の癌による死亡の危険率が2倍になり、最初の10年の発症率も高いと報告された[56]。この所見は20年後の追跡調査でも同様の結果であった[47]。この調査研究は、抑うつ症状と癌の危険率の増加に関連があることを支持する他の研究結果とともに長い間よく引用されてきた。しかし、このデータを再調査したところ、高いとされた抑うつスコアが病的範囲に達していなかった[3]。

その後の疫学調査では、この点については有意な関連を見出されていない。調査時点では乳癌がなかった女性9832人に対する10-14年間の前方視的コホート研究[25]によると、MMPIの抑うつスコアと乳癌の間に関連は認められなかった。MMPIの抑うつスコアが70以上の重症の抑うつも関連がなかった。Kaplanら[31]は、17年以上の前方視的調査で688人の健常対象者の癌発生を調査した。対象は18項目のうつ自己評価を行った。癌の発症とうつとの間に関連性は認められなかった。Weissmanら[65]は、無作為抽出された515人を6年間追跡し、自己評価うつスケールによる抑うつ症状は調査期間の死亡率の予測因子ではなかったと報告した。Dattoreら[5]は、あらゆるタイプの癌を後におこした男性は当初のMMPIの抑うつスコアが有意に低いことを見出した。また、米国健康栄養調査の10年間の追跡調査では、一般満足度調査票の快活/抑うつの下位項目と疫学研究センター式抑うつ尺度（Center for Epidemiologic Studies Depression Scale：CES-D）からみたうつ症状は癌の発生と死亡の予

測因子とはならないことが明らかになった。

　一般的に，うつ状態を調査した多くの研究では，その内容の詳述が欠けていることが問題である。様々なうつ障害の鑑別がされていなかったり，うつの既往歴，期間，慢性化，治療の観点からうつを調べていない研究が多い。性格的抑うつとメランコリー型抑うつの違いといったうつの類型の違いが癌の転帰に影響するかは未だよくわかっていない。絶望感や無力感とうつを同等に扱っている論文が多数ある。さらに，うつを調べるための評価尺度がばらばらで，各研究を比較する場合に問題になる。それぞれの評価法は，うつ状態の程度や抑うつ的性向や臨床的うつを評価するように作られており，研究間の比較をするとさらに混乱をきたす。関連する心理社会的諸因子をコントロールしていない研究が多い。大切な人を失ったことによる抑うつが，対処行動や防衛の様式の変化や，過度のアルコール摂取，不十分な食事，社会的孤立が強まるといった変化と混同されている可能性がある。癌とうつの関連についてのさらに詳しい検討は他の総説に譲りたい[3]。

　癌患者の中での精神障害の有病率をきちんと調べた研究はわずかしかなく，その中でも対象の偏りや診断よりも症状を調べる評価法が用いられるといった限界が指摘できる。その中で，DSM-IIIを診断基準として215人の癌患者を評価した研究[6]がある。47％の患者でDSM-IIIによる精神障害診断が認められ，I軸診断が44％，性格障害が12％であった。精神科診断の68％は適応障害であり，13％（対象全体の6％）が大うつ病もしくは気分変調症のような感情障害であった。この有病率は，疫学調査による一般人口の大うつ病の6ヶ月有病率と近似している[46]。

　疫学調査とならんで，感情状態の癌患者の転帰に対する影響に注目した研究もある。この領域でよく研究されているのは乳癌についてである。しかし，その研究の多くは後方視的調査であり，コントロール群が設定されておらず，診断を知った患者が生活様式や感情状態に不満をもっている場合のバイアスがあることが問題であろう。他の問題点として，うつがこれまであったかどうかをきちんと調べていない研究が多いことである。Greerら[22]によれば，「ファイティング・スピリット」や否認の心理を示す乳癌患者の方が，禁欲的な受容や絶望と無力感を表す患者より高い生存率を示すとされた。しかし，この研究は

疾患の病期をコントロールしていないと批判されてきた。他の臨床研究でも，うつと癌の転帰との間には関連が認められなかった[4,30]。

膵臓癌の身体症状が起こる前にうつがみられることがあるという逸話的な報告があった[15,48,51,66]。この徴候が前駆症状もしくは腫瘍随伴症候群であるかについては異論が多い。膵臓癌では他の消化器系癌と較べて，うつの頻度が高く重症であるという研究結果が確かめられているが，その機序は不明なままである[55]。

死別は強いストレスと考えられ，癌の発症と進行の危険因子と仮定されてきた。初期の後方視的研究[20]では，未成年もしくは成人期初期の喪失体験が血液系癌発症に先行するとされた。他の研究では，死別が癌の発生もしくは進行の要因ではないと報告された[21,26,36]。この領域では疫学的研究が不足している。75歳以下の男性で，死別後1年の死亡率が有意に増加する。この死亡率増加の原因は，事故，心臓血管系疾患，感染症，肝硬変であり，癌ではなかった。さらに，女性では，死別後に癌の死亡率は増加しない。このように，死別は癌の発症と進行の要因ではなかった。

急激な悲嘆を体験している間，免疫系が抑制されるという研究結果[2,52]をきっかけに死別への新たな関心が高まった。しかし，免疫系の抑制の程度は病的なものではなかった。Irwinら[29]は，ナチュラル・キラー（NK）細胞活性とT細胞分化を，死別された女性，肺癌で夫の死が近づいている女性，コントロール群の3群について調査した。NK細胞活性がコントロール群と比較して他の2群で有意に低下しており，ヘルパーT細胞とサプレッサーT細胞の比率に変化がみられた。この結果は興味深いが，免疫機能抑制が癌の発症や進行に影響を与えていると言えるまでには至っていない。

対処・防衛様式と性格特性

癌患者の感情表現とその予後への影響について，多数の文献で記述されてきた。記述的症例報告は1950年代から散見され，抑うつ的であきらめやすい性格の患者は怒りなどの陰性感情を表現できる患者と比すと予後が悪いとされた。しかし，病期やその他の交絡因子をコントロールしていないという問題があった。内科医972人の30年間の追跡調査では，交絡因子は調べられていな

いが,「一人でいたがる」人は「羽目を外し」たり感情を表現する人と較べて癌になりやすいと報告されている[57]。Temoshokら[62]は,「表出」因子と「抑圧」因子を,タイプC行動パターンと名付けて概念化した。タイプCの人は陰性感情,ことに怒りを抑圧し,協調的で,外部の権威を受け入れるもしくは従順な自己主張しない患者と表現された。タイプC行動パターンは,冠動脈疾患を引き起こす因子として研究されてきたタイプAと対称的な行動パターンである。タイプCとメラノーマの厚さと浸潤の関係が調査された。メラノーマの厚さとタイプC性格との関連は55歳以下で顕著であった[63]。Kneierら[37]も,抑圧傾向を自己チェックさせたところ,メラノーマ患者群では心臓血管疾患患者群および健常コントロール群と比較して,抑圧傾向が強いことを明らかにした。メルボルン大腸癌研究[38]では,タイプCに近似した性格傾向がコントロール群より多くみられた。また,病期をコントロールしていない研究[22]ではあるが,否認心理と「ファイティング・スピリット」がある乳癌患者は,絶望とあきらめを示す患者よりも長生きした。

Cassilethら[4]は上記のような関連性を否定する結果を報告し,絶望やあきらめなどの心理社会的多要因のいずれも,癌の生存率の予測因子ではなかった[27,30]。しかし,Cassilethらの研究[4]は,進行性のメラノーマ患者を対象にしているので心理的要因の影響が少なくなったのではないかと批判されている。また,一方では,疫学的調査[47,49,56]においては,癌の発症率および死亡率と感情抑圧に関連がないとの結果であった。

対人関係因子

対人関係因子の癌への影響を調べた調査研究は比較的少ない。医学生を前方視的に調査したところ,両親との親密性に欠け,その関係に満足度が低いことが,後に癌の発症することに関連していた[19]。乳癌患者の前方視的研究[64]では,対人関係の積極性諸因子が高いことが生存率の予測因子であった。癌患者において,社会的関係とソーシャルサポートとその影響は複雑な現象であり,癌の部位やその程度によってばらつきがあるだろう[7]。

ストレスの強いライフイベント

　遺伝的に癌脆弱性のある動物がストレスによってウイルス起因性癌の発症が促進されるという実験によって，この領域の関心が高められてきた。ストレスが腫瘍を発現させる突然変異を起こしやすくする可能性が他の動物実験でも示された。上記のような関係を見いだせなかったとする研究結果や，ある条件でのストレスによっては，移植された腫瘍への脆弱性が減弱したり，腫瘍がつくことが遅れることがあるとする研究結果もある。Fox[13]は，この矛盾した動物実験の所見を広範に検討している。

　ストレスの強いライフイベントが，頸部腫瘍，胃癌，肺癌，大腸直腸癌，乳癌の発症率を高めるとする人間を対象とした多くの研究[8,14,28,40,53,39,17]がある。年齢と平行しているが，ストレスが癌の進行と関連するとする報告[16]もある。Ramirezら[50]は，ストレスの強いライフイベントと手術後の乳癌の最初の再発と関連していると報告した。この研究の限界は，対象者が50人と少なく，後方視的研究であることであった。他の多くの調査[12,18,21,23,57]では，ストレスの強いライフイベントと癌の発症には関連を見いだせなかった。Keehnら[33]は，第2次世界大戦で戦争精神神経症と診断されて除隊した退役軍人を24年間追跡調査したが，癌の発症率が高くなることはなかった。さらに，三つの戦争の捕虜でも癌の発症率は増加していなかった[32]。Fox[13]は，動物実験を含めた研究結果をもとに，ストレスの強いライフイベントや他の心理的要因が癌発症率に影響を与えるとしても，それは小さいと結論づけた。この結論は現在も適切であろう。

心理社会的介入と癌の転帰

　集団療法を受けた癌患者で，気分と活力の向上，痛みの軽減，適応性の改善を含む生活の質（QOL）の改善がみられた[9,24,61]。しかし，精神療法を受けた癌患者の生命予後が改善するかについて，他の条件を十分にコントロールした研究はない。

　Grossarth-Maticekら[24]は，転移のある乳癌女性患者において，化学療法を

した群としなかった群で，それぞれ精神療法を無作為に割り付けて調査した。精神療法のみ，または，化学療法のみを受けた患者は，治療を何も受けなかった患者よりも生存期間は長かった。最も生存期間が長かったのは，精神療法と化学療法を一緒に受けた群で明らかな相乗作用が認められた。

　Spiegelら[58,60,61]は転移のある乳癌患者に対して，疼痛コントロールのための自己催眠とともに，毎週1年にわたる支持的集団療法で構成された心理社会的治療を，無作為に割り付けした。コントロール群は通常の癌ケアを受けた。1年後では，精神療法を受けた群では気分変調や恐怖症的反応が少なく[60]，痛みも2分の1程度であった[58]。10年後の追跡調査では，平均生存期間は，精神療法を受けた群34.8ヶ月，対照群18.9ヶ月であった。この研究者らは，精神療法が気分と活力には効果があるだろうと予想し，また，結果はその通りであったが，生存期間に影響があるとは予想していなかった。生存期間の延長には，気分変調が少ないことと活力が高いことが関連していた[61]。そして，自己の感情を表現し受け入れられたという雰囲気をもつ集団療法という社会的な支援を受けたことによって，集団療法が効果を上げたのではないかと推論した。また，集団療法を受けた群では，困難をより効果的に解決し，その結果，身体治療プログラムのコンプライアンスが向上した可能性もある。疼痛コントロール，不安・抑うつのコントロールが良かったので，食事や運動などのセルフケアが上手にできたためかもしれない。

　Fawzyら[9]は，悪性メラノーマの術後患者に対して，6週間の構造化された集団精神療法的介入を行い，その直後と長期効果を評価した。精神療法的介入を受けた患者は，コントロール群と比して，治療直後では高い活力を示し，6ヶ月後では抑うつ，倦怠感，気分変調が少なかった。精神療法的介入を受けた患者群では，治療直後および6ヶ月後において，積極的対処行動をとる傾向が強かった。6年後では，精神療法的介入を受けた患者群で，死亡率（34人中3人が死亡），再発率（34人中7人）とも，コントロール群（各：34人中10人，34人中13人）と較べて良好な結果を示した。この研究は，癌の初期の患者の精神医学的介入の効果を調べ，良好な予後を示した初めての調査研究であった[11]。

心理的要因と免疫システム

　行動免疫学は心理社会的因子と免疫系の相互作用をみる研究分野である。心理社会的因子が免疫システムを介して癌の発症と進行に影響を与えているのであろうか。この関係についての研究は、1）心理社会的因子は免疫システムに影響を与えている、2）免疫システムは癌の発症と進行に影響を与えているという二つの仮説に基づいて行われている。

　対人関係喪失の心理的反応としての死別は、多くの研究で免疫機能の変化が認められてきた。広範な文献的総説は Holland ら[27]によって行われている。NK細胞活性がストレスとソーシャルサポートが不足すると変化し[34,35]、stage IとstageIIの乳癌患者120人において受けている社会的支持の程度とNK細胞活性との間に関連性が認められた[45]。

　癌の発生と転帰の重要な臨床的指標となる可能性のある免疫システムの様々な構成要素について、その複雑な相互関係はよく解っていない。NK細胞はリンパ球の中に分類され、T細胞系統から派生していると考えられている。T細胞は発癌遺伝子を持つ可能性のある突然変異細胞を認識し破壊することによって、悪性細胞の見張り役をしていると考えられている。

　心理社会要因と相関した免疫機能の変化が認められたにしても、癌の発症と進行との関連までは明らかにできていない。遺伝的素因のような交絡因子は、心理的および生理的ストレスへの免疫的有効性と脆弱性に関与していると考えられているが、人間を対象とした免疫機能への心理社会的影響を調査した研究では十分に考慮されてこなかった。

　癌の監視役を免疫機能が果たしているとする仮説は、免疫を抑制されたネズミにあらゆる部位に腫瘍ができるという動物実験で立証されてきた。免疫が抑制された人間も多発的に腫瘍ができる可能性がある。しかし、癌の発症と進行に対して、心理社会的因子が免疫システムを介して作用するといった統合的モデルを論ずるのは時期尚早である。

　すでに癌がある人を対象として、心理社会的要因と免疫の相互作用と転帰を明らかにした研究がある。Levyら[41,42]は、乳癌女性の乳房切除手術時と3ヶ月後でのNK細胞活性と三つのストレス指標を調査した。適応レベル、ソーシャ

ルサポートの不足，倦怠，抑うつ症状によって，3ヶ月時点でのNK細胞変化の30％を説明できることを明らかにした。また，転移リンパ節数の多さがうつの程度とNK細胞活性低下と相関していた。このグループのその後の研究[43,44]で，心理社会的因子（ことにソーシャルサポート），NK細胞活性，受容体の状態，乳癌の再発との間に複雑な関連があることを示唆された。悪性メラノーマの手術後の患者への精神医学的な集団療法的介入の持続的な心理的効果は前述したように，Fawzyら[9]によって報告されているが，さらに，治療の6ヶ月後での，特定のNK細胞タイプとNK細胞攻撃活性が有意に増加していたことも明らかにされた[10]。

動物モデル

　癌に影響を及ぼす心理的要因を検討する多くの実験は動物モデルを使ってきた。ことに，ストレスと癌の発症および進行の関係を研究する場合はより顕著であった。動物実験の結果を人間に敷衍することは重大な誤りを招く可能性がある。実験動物の癌と人間の癌との基本的な相違に注意を払うべきである。高度に同系交配されたネズミの系統は癌発症の脆弱性が高く，動物の自然発生的な癌の多くはウイルス性であるのに対して，人間ではウイルス性の癌はわずか2-3％である。潜在的な交絡因子には，1）ストレスの質，量，期間のような外的な要因，2）動物の食餌，出産，巣の状態のような同時に存在する要因，3）ウイルスの侵襲，遺伝的脆弱性，免疫的反応能力のような内的な要因などがある。高用量の発癌物質が動物実験では使われるのが通例であり，免疫システムが見つけやすい強力な抗原をもった腫瘍が作られる。一方，「自然な」人間の癌では，多くの発癌物質は低容量で長期間作用し，免疫系の監視から漏れるような弱い抗原しか形成されないと考えられている[58]。

　人間での発癌監視機構はあまり解っていないし，免疫システムに加えて，DNAの修復にも癌予防作用がある。今後も動物研究は，人間の癌への安易な推論を避けるならば，癌の発症と進行に関与する複雑な因子の理解を促してくれるであろう。動物モデルと実験的パラダイムによって，ストレスが癌の発症と進行に抑制もしくは促進することが示されてきたことは前述したとおりであ

る。

考 察

　これまでの検討を要約すると，多様な心理的要因と癌の発症，悪化，転帰との関連を支持する多数の研究がある。関連を支持する研究には方法論的な限界があり，同じような方法をとった研究で否定的な結果もあることから，現時点では，明確な相関や原因的な関連は証明されていない。他の既知の危険因子と比較して，心理社会的要因はそれ自体では癌の発症に及ぼす影響は小さいようである。しかし，最近の方法論的にしっかりした研究で，癌の発症よりも進行に心理社会的要因が影響を与えている可能性が示唆されてきている。癌への心理的要因の影響を明らかにするためには，より系統的にデザインされた調査研究が必要である。今後は，癌の病期，タイプ，治療，および喫煙のような交絡因子をコントロールした研究が行われるべきである。そして，十分にマッチングされたコントロール群を設定すべきである。

　癌の発症と進行に関する科学的知識と一般に信じられていることとの間にギャップがあることが，癌患者とケア提供者にとって問題である。事実に基づくこととそうでないことを癌患者はどのように見分ければよいのであろうか。疾患への抵抗性を高める「正しい構え」と人格傾向を持っていないといって，癌患者は病気に対して責任が生ずるのだろうか。「愛と奇跡」で癌を治癒させたいという欲求は，標準的な癌のケアを補うのか，それとも，有害なのであろうか。癌の発症と進行に関するいくつかの信念の中は，経験主義的には受け入れられないが，ある患者には逆効果だが，ある患者には安寧と自己コントロール感をもたらしているものがある。心理社会的介入は癌患者の生活の質に寄与する傾向が強いが，適応の範囲はよくわかっていない。

　最後に，不足しがちな支援資源の割り当ては，経験的に有効な心理社会的介入に当てられるべきである。より系統だった研究によって，将来資源をどこへ向ければ良いのかについて，明白な理解が得られるようにすべきである。

文　献

1) American Psychiatric Association: Diagnostic and Statistical Manual of Mental Disorders, 3rd Edition. Washington, DC, American Psychiatric Association, 1980
2) Bartrop R, Lazarus L, Luckhurst E, et al: Depressed lymphocyte function after bereavement. Lancet 1:834–836, 1977
3) Bieliauskas LA, Garron DC: Psychological depression and cancer. Gen Hosp Psychiatry 4:187–195, 1982
4) Cassileth BR, Lusk EJ, Miller DS, et al: Psychological correlates of survival in advanced malignant disease? N Engl J Med 312:1551–1555, 1985
5) Dattore PG, Shontz FC, Coyne L: Premorbid personality differentiation of cancer and noncancer groups: a test of the hypothesis of cancer proneness. J Consult Clin Psychol 48:388–394, 1980
6) Derogatis LR, Morrow GR, Fetting J, et al: The prevalence of psychiatric disorders among cancer patients. JAMA 249:751–757, 1983
7) Ell K, Mishimoto R, Mediansky L, et al: Social relations, social support and survival among patients with cancer. J Psychosom Res 36:531–541, 1992
8) Ernster VL, Sucks ST, Selvin S, et al: Cancer incidence by marital status: US Third National Cancer Survey. J Natl Cancer Inst 63:567–585, 1979
9) Fawzy FI, Cousins N, Fawzy WW, et al: A structured psychiatric intervention for cancer patients, I: changes over time in methods of coping and affective disturbance. Arch Gen Psychiatry 47:720–725, 1990a
10) Fawzy FI, Kemeny ME, Fawzy W, et al: A structured psychiatric intervention for cancer patients, II: changes over time in immunologic measures. Arch Gen Psychiatry 47:729–735, 1990b
11) Fawzy FI, Fawzy NW, Hyun CS, et al: Malignant melanoma: effects of an early structured psychiatric intervention, coping, and affective state on recurrence and survival 6 years later. Arch Gen Psychiatry 50:681–689, 1993
12) Finn F, Mulcahy R, Hickey W: The psychological profiles of coronary and cancer patients, and of matched controls. Ir J Med Sci 143:176–178, 1974
13) Fox BH: Current theory of psychogenic effects on cancer incidence and prognosis. Journal of Psychosocial Oncology 1:17–31, 1983
14) Fras I, Litin EM, Pearson JS: Comparison of psychiatric symptoms in carcinoma of the pancreas with those in some other intra-abdominal neoplasms. Am J

Psychiatry 123:1553–1556, 1967
15) Fras I, Litin EM, Bartholomew LG: Mental symptoms as an aid in the early diagnosis of carcinoma of the pancreas. Gastroenterology 55:191–198, 1968
16) Funch DP, Marshall J: The role of stress, social support and age in survival from breast cancer. J Psychosom Res 27:77–83, 1983
17) Geyer S: Life events prior to manifestation of breast cancer: a limited prospective study covering eight years before diagnosis. J Psychosom Res 35:355–363, 1991
18) Graham S, Snell LM, Graham JB, et al: Social trauma in the epidemiology of cancer of the cervix. Journal of Chronic Disease 24:711–735, 1971
19) Graves PL, Thomas CB, Mead LA: Familial and psychological predictors of cancer. Cancer Detect Prev 15:59–64, 1991
20) Greene WA, Young LE, Swisher SN: Psychological factors and reticuloendothelial disease. Psychosom Med 18:284–303, 1956
21) Greer S, Morris T: Psychological attributes of women who develop breast cancer: a controlled study. J Psychosom Res 19:147–153, 1975
22) Greer S, Morris T, Pettingale KW: Psychological response to breast cancer: effect on outcome. Lancet 2:785–787, 1979
23) Grissom J, Weiner B, Weiner E: Psychological correlates of cancer. J Consult Clin Psychol 43:113, 1975
24) Grossarth-Maticek R, Schmidt P, Veter H, et al: Psychotherapy research in oncology, in Health Care and Human Behavior. Edited by Steptoe A, Mathews A. London, Academic Press, 1984, pp 325–342
25) Hahn RC, Petitti DB: Minnesota Multiphasic Personality Inventory: rated depression and the incidence of breast cancer. Cancer 61:845–848, 1988
26) Helsing KJ, Szklo M: Mortality after bereavement. Am J Epidemiol 114:41–52, 1981
27) Holland JC: Behavioral and psychosocial risk factors in cancer: human studies, in Handbook of Psychooncology. Edited by Holland JC, Rowland JH. New York, Oxford University Press, 1989, pp 705–726
28) Horne RL, Picard RS: Psychosocial risk factors for lung cancer. Psychosom Med 43:431–438, 1979
29) Irwin M, Daniels M, Weiner H: Immune and neuroendocrine changes during bereavement. Psychiatr Clin North Am 10:449–465, 1987
30) Jamison RN, Burish TG, Wallston KA: Psychogenic factors in predicting survival of breast cancer patients. J Clin Oncol 5:768–772, 1987
31) Kaplan GA, Reynolds P: Depression and cancer mortality and morbidity: prospec-

tive evidence from the Alameda County study. J Behav Med 11:1–13, 1988
32) Keehn RJ: Follow-up studies of World War II and Korean conflict prisoners. Am J Epidemiol 111:194–211, 1980
33) Keehn RJ, Goldberg LD, Beebe GW: Twenty-four year mortality follow-up of army veterans with disability separations for psychoneurosis in 1944. Psychosom Med 36:27–46, 1974
34) Kiecolt-Glaser JK, Garner W, Speicher C, et al: Psychosocial modifiers of immune competence in medical students. Psychosom Med 46:7–14, 1984
35) Kiecolt-Glaser JK, Glaser R, Strain EC, et al: Modulation of cellular immunity in medical students. J Behav Med 9:5–21, 1986
36) Klerman GL, Clayton P: Epidemiologic perspectives on the health consequences of bereavement, in Bereavement: Reactions, Consequences, and Care. Edited by Osterweis M, Soloman F, Green M. Washington, DC, National Academy Press, 1984
37) Kneier AW, Temoshok L: Repressive coping reactions in patients with malignant melanoma as compared to cardiovascular patients. J Psychosom Res 28:145–155, 1984
38) Kune GA, Kune S, Watson LF, et al: Personality as a risk factor in large bowel cancer: data from the Melbourne Colorectal Cancer Study. Psychol Med 21:29–41, 1991a
39) Kune GA, Kune S, Watson LF, et al: Recent life change and large bowel cancer: data from the Melbourne Colorectal Cancer Study. J Clin Epidemiol 44:57–68, 1991b
40) Leherer S: Life change and gastric cancer. Psychosom Med 42:499–502, 1980
41) Levy SM, Herberman R, Maluish A, et al: Prognostic risk assessment in primary breast cancer by behavioral and immunological parameters. Health Psychol 4:99–113, 1985
42) Levy SM, Herberman RB, Lippman M, et al: Correlation of stress factors with sustained depression of natural killer activity and predicted prognosis in patients with breast cancer. J Clin Oncol 5:348–353, 1987
43) Levy SM, Herberman RB, Lippman M, et al: Immunological and psychosocial predictors of disease recurrence in patients with early-stage breast cancer. Behav Med 17:67–75, 1991
44) Levy SM, Herberman RB, Lee J, et al: Estrogen receptor concentration and social factors as predictors of natural killer cell activity in early-stage breast cancer patients: confirmation of a model. Nat Immun Cell Growth Regul 9:313–324, 1990a

45) Levy SM, Herberman RB, Whiteside T, et al: Perceived social support and tumor estrogen/progesterone receptor status as predictors of natural killer cell activity in breast cancer patients. Psychosom Med 52:73-85, 1990b
46) Myers JK, Weissman MM, Tischel GL, et al: Six-month prevalence of psychiatric disorders in three communities (1980-1983). Arch Gen Psychiatry 41:959-967, 1984
47) Persky VW, Kempthorne-Rawson J, Shekelle RP: Personality and risk of cancer: 20-year follow-up of the Western Electric Study. Psychosom Med 49:435-449, 1987
48) Pomara N, Gershon S: Treatment resistant depression in an elderly patient with pancreatic carcinoma: case report. J Clin Psychiatry 45:439-440, 1984
49) Ragland DR, Brand RJ, Fox BH: Type A behavior and cancer mortality in the Western Collaborative Group Study (abstract). Psychosom Med 49:209, 1987
50) Ramirez AJ, Craig TK, Watson JP, et al: Stress and relapse of breast cancer. Br Med J 298:291-293, 1989
51) Savage C, Noble D: Cancer of the pancreas: two cases simulating psychogenic illness. J Nerv Ment Dis 120:62-65, 1954
52) Schleifer SJ, Keller SE, Camerino M, et al: Suppression of lymphocyte stimulation following bereavement. JAMA 250:374-377, 1983
53) Schmale AH, Iker HP: The psychological setting of uterine cervical cancer. Ann N Y Acad Sci 125:807-813, 1965
54) Shaffer JW, Graves PL, Swank RT, et al: Clustering of personality traits in youth and the subsequent development of cancer among physicians. J Behav Med 10:441-447, 1987
55) Shakin EJ, Holland J: Depression and pancreatic cancer. Journal of Pain and Symptom Management 3:194-198, 1988
56) Shekelle RB, Raynor WJ Jr, Ostfeld AM, et al: Psychological depression and 17-year risk of death from cancer. Psychosom Med 43:117-126, 1981
57) Snell L, Graham S: Social trauma as related to cancer of the breast. Br J Cancer 25:721-734, 1971
58) Spiegel D, Bloom JR: Group therapy and hypnosis reduce metastatic breast carcinoma pain. Psychosom Med 45:333-339, 1983
59) Spiegel D, Sands SH: Psychological influences on metastatic disease progression, in Progressive States of Malignant Neoplastic Growth. Edited by Kaiser HE. Dordrecht, The Netherlands, Martinus Nijhoff, 1993
60) Spiegel D, Bloom JR, Yalom ID: Group support for patients with metastatic cancer: a randomized prospective outcome study. Arch Gen Psychiatry 38:527-533, 1981

61) Spiegel D, Bloom JR, Kraemer HC, et al: Effects of psychosocial treatment on survival of patients with metastatic breast cancer. Lancet 2:888–891, 1989
62) Temoshok L, Heller B: Stress and "type C" versus epidemiological risk factors in melanoma. Paper presented at the 89th annual convention of the American Psychological Association, Los Angeles, California, August 25, 1981
63) Temoshok L, Heller BW, Sageviel RW, et al: The relationship of psychological factors of prognostic indicators in cutaneous malignant melanoma. J Psychosom Res 29:139–153, 1985
64) Waxler-Morrison N, Hislop TG, Mears B, et al: Effects of social relationships on survival for women with breast cancer: a prospective study. Soc Sci Med 33:177–183, 1991
65) Weissman MM, Myers JK, Thompson WD, et al: Depressive symptoms as a risk factor for mortality and for major depression, in Life-Span Research on the Prediction of Psychopathology. Edited by Erlenmeyer-Kimling L, Miller NE. Hillsdale, NJ, Lawrence Erlbaum, 1986, pp 251–260
66) Yaskin JC: Nervous symptoms as earliest manifestations of carcinoma of the pancreas. JAMA 96:1664–1668, 1931
67) Zonderman AB, Costa PT Jr, McCrae RR: Depression as a risk for cancer morbidity and mortality in a nationally representative sample. JAMA 262:1191–1195, 1989

第5章訳者注

1) Blake-Mortimer, J., C. Gore-Felton, et al. (1999) Improving the quality and quantity of life among patients with cancer：a review of the effectiveness of group psychotherapy. Eur J Cancer 35 (11)：1581-6.
集団精神療法が癌患者のQOLを向上させることを示した文献的考察。
2) Butow, P. N., J. E. Hiller, et al. (2000) Epidemiological evidence for a relationship between life events, coping style, and personality factors in the development of breast cancer. J Psychosom Res 49 (3)：169-81.
ライフイベント，対処行動，性格特徴が乳癌に影響を与えているかを文献的に調査し，今後の研究課題を提示している。
3) Fukui, S., A. Kugaya, et al. (2000) A psychosocial group intervention for Japanese women with primary breast carcinoma. Cancer 89 (5)：1026-36.
乳癌患者への心理社会的介入の効果が6ヶ月間持続したとする日本からの研究報告。

4) Luebbert, K., B. Dahme, et al. (2001) The effectiveness of relaxation training in reducing treatment-related symptoms and improving emotional adjustment in acute non-surgical cancer treatment : a meta--analytical review. Psychooncology 10 (6) : 490-502.
リラクセーション訓練の効果についてのメタアナリス。
5) Owen, J. E., J. C. Klapow, et al. (2001) Psychosocial interventions for cancer : review and analysis using a three-tiered outcomes model. Psychooncology 10 (3) : 218-30.
全体的健康の転帰，QOLの項目，身体・心理への機序の3側面で心理社会的介入の評価を行うことを提唱し，その概念枠に従って文献的考察をおこなった総説論文。
6) Tschuschke, V., B. Hertenstein, et al. (2001) Associations between coping and survival time of adult leukemia patients receiving allogeneic bone marrow transplantation : results of a prospective study. J Psychosom Res 50 (5) : 277-85. (Spiegel, D. (2001) Mind matters. Coping and cancer progression. J Psychosom Res 50 (5) : 287-90.)
白血病患者が「ファイティング・スピリット」を抱いていると生命予後が良いとする前方視的研究とそれに対するSpiegelの精緻なコメント。

第6章

胃腸疾患

David G. Folks, M.D.
F. Cleveland Kinney, M.D., Ph.D.

　心理的要因と胃腸システムとの関連については十分に検証されてきた[27]。例えば,実験的に引き起こされた情動ストレスによって胃腸の動きに影響がみられるといったことである[18]。歴史的には,Alexander[1]が,食欲と摂食,嚥下,消化機能,排泄機能の変調に影響があると信じられていた感情的要因を同定した。さらに,過敏性腸症候群,限局性腸炎,潰瘍性大腸炎,消化性潰瘍のような症候群・疾患とは心理的要因との関連性がしばしば指摘されてきた。

　胃腸疾患に有意に影響を与えている心理的要因は栄養や生活スタイルの要因を含んでいるであろうし,疾患の過程そのものに密接に関連しているであろう[27]。例えば,アルコール摂取,喫煙は,胃,肝臓,膵臓障害を明らかに助長するであろう。胃腸科医の業務では,60％の患者に心理面に起因性がある愁訴を認める[67]。ディスペプシア,消化性潰瘍,炎症性もしくは過敏性腸疾患などに直接関係する他の心理的な領域では,単純にストレスに関連しているのかもしれない。これらの状態は明らかに感情的もしくは精神生物学的要因に影響を受けている[26,42,75]。

　この章では文献的なまとめをし,主要な胃腸障害に関連した心理的要因を特

定したい。DSM-IV[3]の分類をより適当なものにする作業の一部でもあり、心理的要因が主な役割を果たす胃腸の状態に焦点を当てている。

方　法

　心理的諸要因と胃腸障害の調査研究と症例報告を検索した。1979年から1990年の間に348の文献が、コンピュータ検索で抽出され、理論的な検討が妥当であるものの中で142論文において、調査方法が厳密であるか、詳細な臨床データが記述されていた。心理的諸要因とその胃腸障害との関連性を取り扱っている論文を選りすぐって紹介したい。ディスペプシア、消化性潰瘍、過敏性腸症候群、限局性腸炎、潰瘍性大腸炎、その他の一般的大腸障害が頻繁に研究されている症候群であった。興味深いことには、80年代には少数の文献しかなく、それらは記述的もしくは後方視的方法に基づいた論文であった。今回の検討は、将来の研究のための理解を深めるだけではなく、胃腸学とそれに関連した精神的要因の研究方法を改善するような精緻な疾病分類学的方法を提供していきたい。

食道障害

　飲み込みの具合が悪いという嚥下障害は様々な身体疾患でみられる症状である[27]（**表6-1**）。嚥下障害はしばしば閉塞の指標であり、それが進行すれば固形食物を飲み込むことができなくなる。固形物、液体ともに嚥下が困難であれば、通常は運動性機能不全のためである。食道造影が機能的閉塞の性状の診断の手助けになるであろう。食道内圧測定がアカラシアのような運動性障害の評価に役立つこともある[43]。
　Epsteinら[27]は、精神医学に関連する食道障害を概説している。これらの障害は食道の運動異常を一般的に伴う。液体摂取困難、胸焼け、逆流、固形物嚥下時の胸部不快感が典型的に認められる[59]。下部食道の蠕動運動亢進を特徴とする食道内圧測定パターンを示す「くるみ割り食道」としてこれまで記載されてきた[13]。実験的ストレスが前述の症状をもたらす食道運動性を亢進させるとさ

表6-1. 嚥下障害の鑑別診断

	口咽頭性	食道性
神経筋肉系	多発性硬化症 パーキンソン病 ポリオ後遺症 筋ジストロフィー 運動神経疾患 （筋萎縮性側索硬化症） 脳幹梗塞	アカラシア 広範性食道攣縮 「くるみ割り」様食道
閉塞性		癌 異物 食道膜様狭窄 頸部変形性関節症
全身性	甲状腺中毒症 サルコイドーシス 旋毛虫症	シャーガス病
膠原病	多発性筋炎	皮膚硬化症
血管性	皮膚筋炎	

（文献27より）

れてきた[5]。嚥下回数を増加させる不安はもともとある食道の障害を悪化させる可能性がある[31]。Richterら[60]は，感情的ストレスを受けている最中に，胃腸症状への脆弱性を現す「くるみ割り食道」患者の性格特徴を同定した。

胃十二指腸内容物の逆流を繰り返すことによる2次的食道炎は，臨床的には胸やけ，吐き戻し，胸骨部の痛みを示す。全人口の約10％は胸やけを体験しているであろう[82]。精神障害では食道障害がよく観察される[10]。ヒステリー球もしくは喉にかたまりがある感覚は，パニック障害とうつ病に伴うとされてきた[35]。感情障害と全般性不安障害は一般的に食道運動の変調を悪化させる[19]。また，食道逆流症状をもつ食道裂孔ヘルニア患者は全般性不安障害やうつ障害

の診断基準にも合致することがある[54]。興味深いことに，不安や抑うつへの精神薬理学的，精神療法的介入が食道の症状を改善することもある[12,20]。

ディスペプシアと消化性潰瘍

　ストレス反応の症候群として概念化されるディスペプシアは，身体医学的疾患として一般的に受け入れられている。原因不明のディスペプシアは漠然とした腹痛の30-40％の原因である。消化管機能またはディスペプシアに影響を与える心理的要因はうつ病のような精神疾患の2次的なものである可能性がある[23]。自律神経系の興奮，不安，怒りを表出できないような対人関係の問題からディスペプシア症状が生ずるとする報告もある[34,65,68]。Walkerら[79]は，身体医学的には説明できない胃腸症状をもつ外来患者には大うつ病，パニック障害，広場恐怖の有病率が高いと報告している。この報告では，疫学的研究[58]の対象者18571人に精神科構造化面接を行い，胃腸症状がある人とない人を比較し，大うつ病（胃腸障害のある群7.5％：ない群2.9％），パニック障害（2.5％：0.7％），広場恐怖（10％：3.6％）の生涯有病率が胃腸症状のある人に高かったという結果も得られた。

　消化性潰瘍（PUD）も重要な心理的原因をもつと考えられてきた。胃液の浸食性活動がディスペプシアとPUDの病因の一つであると19世紀半ばから広く考えられてきた[36]。そして，迷走神経の過剰興奮とガストリン産生細胞の過活動を伴っているのであろう。この状態は胃腸管の内部をおおっている防御粘液の欠如によっても助長される可能性がある。

　心理的要因と腹痛の関連の知見は，カナダの外科医William Beaumont[9]が負傷した木材伐採者を観察し，怒りと胃液分泌の増加に関連があることを見出したことが端緒となっている。PUDの一般的病因の中には喫煙，アスピリン服用，コルチコステロイドの使用がある。アルコールは潰瘍の直接的原因ではないとされているが，大量の飲酒で胃炎を起こしたり，アルコール性肝硬変では潰瘍の有病率が高くなる。コーヒーは，カフェイン含有を問わず，酸分泌を刺激するが，コーヒー飲用と潰瘍の関係は否定的である。食事も今では潰瘍形成の要因ではないと考えられている。

胃潰瘍と十二指腸潰瘍では病因が異なっている。十二指腸潰瘍は胃からの塩酸分泌の亢進と関連があり，胃潰瘍は胃排泄の遅延と関連している。十二指腸潰瘍は男性に多いが，胃潰瘍では性差はない。十二指腸潰瘍は血液型のO型の人に多い。動物実験では，甲状腺刺激ホルモン放出ホルモン合成が胃潰瘍と関連性があるといった脳化学と潰瘍形成との関連が示唆されている。

　PUDは心身症研究で最も注目されてきた疾患の一つである。初期の心身症研究は曖昧な定義と潰瘍のタイプと部位を考慮していないことが問題であった。「十二指腸潰瘍の患者は，愛されたいと欲求不満をもち，持続的口唇的依存欲求を招く」というAlexander[1]が提唱した心身症仮説は有名である。Weinerら[81]は，陸軍徴募兵2073人を対象にし，心理テストと胃酸分泌基礎能に対応する血清ペプチノーゲン値を測定した。その結果，十二指腸潰瘍に後になった人は血清ペプシノーゲンの基礎値が高く，強い依存欲求があり，権威との間の葛藤を有しており，Alexanderの仮説が支持された。このようにして，Weinerらは脆弱な性格特徴および徴兵のようなストレスの強いライフイベントを身体的な脆弱性と統合して考えた。同様に，感情的興奮，不安，怒りが十二指腸潰瘍形成の精神生理学的原因であり，胃酸とペプシン分泌の増加との強い関連性を示している[17]。血清ペプシノーゲン濃度と他の生物行動学的危険因子との関係が調査された。潰瘍の患者では，敵意，いらいら，過敏性，対処能力障害（自我機能の弱さ）などの性格特徴と血清ペプシノーゲン濃度が有意に相関していた（$P<.005$）[80]。予想通り，喫煙，アルコール摂取，アスピリン服用の頻度は潰瘍患者では高かったが，それらは精神病理的因子と関連がなかった。

　上記の研究結果や十二指腸潰瘍患者の約40％が治療後1年後には再発していることを考えると，古典的心身症としての十二指腸潰瘍のAlexander[1]の仮説は，妥当であるかのようである。ちなみに，このような患者にはストレス，生活スタイルおよび不安を管理するような心理療法が推奨されている。慢性的な生活上のストレスは十二指腸潰瘍形成の素因であることが知られており，また，不安や抑うつ症状と関連している。米国国立保健栄養調査の13年間の追跡調査における4511人を対象にし，年齢，性，教育歴，喫煙，アスピリン服薬をコントロールした解析では，消化性潰瘍の発生率は，ストレスをストレ

として感じている人が4.0％であるのに対して，そうでない人は7.2％であり，1.8倍であった[4]。ソーシャルサポートが少ないことが十二指腸潰瘍の危険因子である可能性が示唆されてきた。しかし，その後の研究結果からは性格関連仮説や心理社会的な理論は支持されていないし，潰瘍疾患とタイプA行動やアレキシミアとの明らかな相関は認められていない。しかし，再発をする患者では不安が強く，慢性のストレスにより頻繁にさらされている[71]。PUDは心理学的，行動学的，生理学的な諸要因に影響されるようである[30,80]。ストレスの果たす役割についてのデータは一様ではなく，矛盾した結果が示されることがしばしばである。PUDに影響を与えるストレスと心理社会的要因の関係はコントロール群との比較対照した判別分析によって支持されている。ライフイベントを否定的に感じていること（頻度では有意な差はなかった），PUDの親族の数，血清ペプシノーゲンⅠ濃度がある程度予測因子となる。

　前述のように，喫煙，アルコール摂取，アスピリン内服のような行動的危険因子がPUD患者では有意に高い。それらの患者の性格特徴を明らかにする心理学的テストを用いた系統的研究は少ない。性格特徴に関わらず，PUDになりやすい人の脆弱性や反応性は，不安，怒り，恨みを引き起こすような状況によって増強し，そのことによって自律神経活動を増加させ胃粘膜の過剰分泌が遅延するのであろう[89]。

　Gilliganら[33]は，伴侶との離婚，別居，死別した人にPUDが多いと報告した。そのような人に潰瘍疾患になりやすい慢性的な性格的問題があることをこのケースコントロール・スタディは示唆していた。Feldmanら[30]は，コントロール対照群とPUD患者を区別できる因子として，心気症，ライフイベントを悪く感じること，依存性，自我機能の弱さがあることを明らかにした。

　PUDは一つの疾患単位であるとともに，一般的な病的機制の結果でもある可能性がある。関連する心理的傾向が遺伝的に決定されるという興味深い可能性がある[51]。恐らくある特定の性格特徴が潰瘍疾患の素因と相関しているが，病因的関係はいまだ確定されていない。ストレスのある諸刺激に暴露された場合に，十二指腸潰瘍発生と酸—ペプシン分泌増加に影響する遺伝的，家族的因子を示す研究所見がある[89]。興味深いことに，胃潰瘍と十二指腸潰瘍ともに，有病率が低下してきており，明確な家族発症がわかってきた[92]。ディスペプシ

アと潰瘍をもつ患者は依存的,衝動的,回避的といった性格特徴を有することがしばしば論文で述べられている。慢性ディスペプシア・PUDと関連する性格・心理的側面については,共通した認識が得られている[27]。たとえば,依存もしくは自立の心理的問題を典型的に示す患者は高い不安を抱いているということなどである。Langeluddeckeら[45]が十二指腸潰瘍患者群とそれにマッチングされたディスペプシアの患者群の心理的因子の関連を慎重に検討したところ,十二指腸潰瘍群と比較してディスペプシア患者群では,有意に不安,緊張症状が多く,緊張と敵意傾向のスコアが高かった。Magniら[52]は,ディスペプシアとPUDはコントロール対照群と較べると精神疾患の有病率が高かった(86.7% vs 25.0%)。その中では,不安障害が66.7%と最も高率であった。この研究では,敵意,慢性に時間に追われている感覚,競争心を伴ったタイプA行動がPUDとよく関連していると考えられた。Tennantら[72]は,胃潰瘍と十二指腸潰瘍に関連する心理的要因を調査し,両疾患の間に,不安傾向,緊張,内向性,タイプA行動に有意な差はみられなかったと報告している。

心理的要因もしくは精神障害が非潰瘍性ディスペプシアと十二指腸潰瘍の発症と慢性化に影響を与えているかについては未だ意見が分かれている。心理テストによっては,これらの疾患の病因となる明確な定義された性格のタイプを明らかにすることはできていないが,感情の表現困難(失感情症)は自律神経活動を過剰にする可能性があるので重要な病因的意義があるかもしれない[66]。しかし,ディスペプシア患者は感情的な反応を意識的に抑圧しているわけではないようである[69]。一方,情動とストレス性潰瘍について,ラットを使って,扁桃核の電気生理学的活動を調べると,扁桃核の活動性はラットの情動を反映し,ストレス性潰瘍に対する脆弱性と相関していた[39]。

胃潰瘍および十二指腸潰瘍の多くは自然に治癒するようであるが,臨床的介入は治療的過程を促進する可能性がある。臨床的経験からは,ストレスはPUDを悪化させる要因となっていることが多いと示唆されている。心理・行動的要因は,PUDの一部では重要であるが,その他では重要とはいえないと考えられている。それ故,精神科治療は患者の心理的特徴を考慮して行われるべきである[29]。Chapellら[16]は,Buchanan[14]による器質疾患患者に対する集団療法の2段階的方法論と類似した食事管理と教育的要素を取り入れた集団療法

を行った。この方法は，講義形式で胃十二指腸疾患の生理学的側面を学べるようにうまく工夫されていた。集団療法参加群は非参加群と比して顕著な回復を示した。この研究結果は，潰瘍の痛みを軽減し，制酸性食物摂取を少なくすることを目的としたストレス管理訓練，リラクセーション法，自己主張訓練などの結果と一致している。

炎症性腸疾患

　炎症性腸疾患には潰瘍性大腸炎と限局性腸炎（クローン病）がある[28]。潰瘍性大腸炎は，通常，大腸の粘膜層に限局している。その主な症状は下痢と血便である。ひどくなると，頻回の水様便のため，脱水と貧血をおこすようになる。クローン病は，消化管の全てを冒すが，回腸遠位部と結腸近位部に最も多い。腸閉塞，瘻孔，膿瘍をおこすことがあり，そのために，腹痛，発熱，重度の体重減少などの症状をきたす。潰瘍性大腸炎はクローン病と比して大腸癌になる危険性が非常に高い。クローン病は長期の寛解期があっても再発を繰り返すが，潰瘍性大腸炎は大腸切除術によって治癒可能な場合もある。

　潰瘍性大腸炎は15歳から20歳を中心とした若い人に多い。慢性機能障害と高い大腸癌の発症率が予想される。心理的衝撃は患者と家族にとって重大である。直腸出血，下痢，体重減少，腸以外の症状，腹痛が重症もしくは遷延した場合には手術がしばしば必要になる。慢性化し持続するときは，内科的な治療に反応せず，増悪を繰り返す。

　炎症性腸疾患では，その病因や心理的要因の役割について未解明な点が多い。種々の心理的要因が潰瘍性大腸炎の経過に影響すると考えられている。潰瘍性大腸炎の病因と病理として，自己免疫性および感染性の要因が考えられてきた。潰瘍性大腸炎患者では，粘膜病変が，症状の有無に関わらず発症以来何年もの間持続的に認められる。このことから，心理的感情的反応の合併を説明できるかも知れない。ちなみに，潰瘍性大腸炎患者は，他の疾患患者と較べて，精神科疾患の有病率（現在および生涯）は高くないのである[37]。

　初期の文献では潰瘍性大腸炎を心身症とされたが，この病因的概念には問題が多い。性格，精神内葛藤，ライフイベントなどが潰瘍性大腸炎の発症，増悪，

寛解に関連すると考えられ調査をされた。しかし,方法論上の問題点が多く,この疾患に関与するとされた性格や心理行動パターンは疑問が残されている[55]。親ことに母親の強迫的性格類型の存在が共通して示唆されてきた。完全主義,清潔好き,秩序,固執,体制順応主義,時間厳守の傾向がしばしば指摘される。これらの患者は依存的で未成熟であり,子供っぽく退行しているように記述されやすい[61]。多くの逸話的臨床報告では,子供っぽく依存的な行動パターンと傷ついた自尊心・自信が調べられてきた。Northら[55]が精神的要因と潰瘍性大腸炎発生との関連を英語圏の文献から検討したところ,ほとんどの研究で方法論上の問題が指摘された。よく統制された研究[6,70]では,精神病理と潰瘍性大腸炎が相関していることが確認できなかったことで一致していた。

潰瘍性大腸炎の経過に影響しそうな心理的要因を管理するための特定の治療的戦略も十分に確立,具体化されていない。残念ながら,潰瘍性大腸炎患者のおよそ1/3では外科的治療が必要になる。これらの患者では内科的もしくは精神科的ケアをそれ以上受けようとせず,外科医によってフォローされている。外科医は馴れないプライマリーケア医の役割を期待される。臨床的管理と今後の研究には,外科医と連携をもち,患者を評価し続けることができる精神科医や心理士によるコンサルテーションが最も重要になる。

潰瘍性大腸炎はクローン病と心理的背景を異にしている。Walkerら[78]は,潰瘍性大腸炎と比して,クローン病の方が複数の外科的処置を要することが多いと述べている。クローン病患者は二次的疾患の有病率が高い傾向がある。患者への心理的支援を提供する際に,両疾患の重要な違いを理解していなければならない。特に,クローン病患者は悪化と寛解を繰り返す不確かで持続性の疾患に対処していかなくてはならないのである。大腸切除術後,潰瘍性大腸炎では予後が比較的良いのにひきかえ,クローン病では病気が持続しやすい。ある調査では,炎症性腸疾患患者の主な関心事は,1) 人工肛門バック,2) 活力の程度,3) 手術の可能性である。クローン病患者は痛みに悩んでおり,潰瘍性大腸炎患者は腸運動をコントロールできないことと癌の発症を心配していた[25]。心理的治療は,実際の治療と慢性疾患の存在に伴う生活上のストレスへの対処に焦点を当てるべきである[94]。

現代の研究者は,潰瘍性大腸炎でみられる心理的要因とクローン病における

心理的要因を峻別しようと試みてきた。Whybrowら[88]は，クローン病を増悪させている可能性のある不健全な生活上の諸変化について言及した。これらの中で，罹病期間が長くなるほど抑うつ症状が頻繁に記載されていた。構造化面接と操作的診断基準を使用した二つのコントロール・スタディ[37,38]では，潰瘍性大腸炎は他の身体疾患患者と比較しても精神疾患を有するものは多くはなく，クローン病患者では抑うつの有病率が有意に高かった。興味深いことに，胃腸症状の重症度と精神症状は連動せず，時間的経過とも一致していなかった。

McKegneyら[53]は両疾患を比較したが，心理社会的，精神医学的，行動的見地からは有意な差を認めなかった。しかし，身体的能力障害が重いほど抑うつ症状がひどかった。同じように，Andrewsら[6]は，うつ自己評価尺度とDSM-Ⅲ-Rに従った構造化面接を行い，クローン病の身体症状が精神的罹患と有意に関連性があり，潰瘍性大腸炎ではそのような有意な関連性は認められなかった。Tarterら[70]は，診断面接手順（DIS：Diagnostic Interview Schedule）を行い，クローン病患者はコントロール対照群と比較し，不安とうつの有病率が有意に高いが，潰瘍性大腸炎患者では精神障害がコントロール群と比較して多くないことを明らかにした。

過敏性腸症候群

精神的影響と関連する最もよく調べられた胃腸症候群は過敏性腸症候群（irritable bowel syndrome（IBS））である。IBSは胃腸科外来でみられる原因不明の胃腸症状の50％を占める多様な状態である[73]。下痢，便秘，腹痛を含む腸の諸症候からなる症候群である。IBSは下痢優位型，便秘優位型，混合型に分類できる。この障害の分類上の位置づけは難しい。多くの研究者が，IBSと操作的に定義される患者と近似した腸の体質は「健常な」人でもよく訴えることが報告されている[74]。有病率は13-20％の範囲である[77]。心理学的基準は十分に定義されていないが，精神医学的変調が一般的に報告されている[55]。IBSは，腹痛に下痢もしくは便秘を伴い，身体的諸検査で異常を認めないことで通常定義されている。

IBSの病因や生理は十分に解明されていない。IBSは心理的要因に影響される腸運動障害と関連するとされ，慢性，再発―寛解を繰り返す傾向がある。非大腸性胃腸徴候もよくみられることから，胃腸管全体の運動性障害があるものと考えられている。胃腸以外の症候も多い[87]。28％のIBS患者が身体化障害の診断基準に合致したとの報告もある[93]。心理的要因と生理的要因が組み合わさっていることを多くの研究者が認めている。

いくつかの用語がIBSの代わりに使われてきたし，より厳密な診断分類が開発されてきた。いくつかの系統的研究[46,48,84]によって，このような患者の心理的特徴が抽出されてきた。それらによると，一般人口のコントロール群もしくは他の疾患患者と比較してIBSでは心理的変調が多い。383人のIBS女性患者では，ストレスのあるライフイベントのような心理的ストレスと不調な日数および外来通院回数との間に相関が認められた[86]。この研究では，厳密な診断基準を満たしたIBS患者を，IBSのない腹痛患者群および腸の変調のないコントロール対照群と比較した。回帰分析によって，IBS群ではストレスへの反応性が有意に高いことが明らかになった。明確な性格傾向を見いだされなかったが，不安が重要な役割をしていると考えられた。IBS患者の70％以上に心理的，行動的，精神医学的障害があり，診断がはっきりしない精神障害の割合が多く，精神障害も多岐にわたり，教育病院でより多く診断されるという傾向が見出された[47]。Walkerら[78]は，包括的な総説でこの章では扱いきれない他の多くの臨床的特徴を記述している。

IBSが物理・化学刺激への消化管の過敏・過反応とすると，呼吸器での喘息に類似しているといえる[57]。IBSでみられる精神生理学的異常は潜在的な生物学的素因の存在を示唆している。直腸とS字結腸の平滑筋の電気リズムの異常とともに，安静時および食事摂取もしくはネオスティグミン注射に続く直腸緊張低下時における直腸・大腸の異常運動亢進が報告されている。これらの実験的所見はよく追認されている。Whiteheadらの研究[84]では，下痢優位型と便秘優位型を比較すると生理学的と心理的な違いがあると報告された。IBSのサブタイプを大腸の運動性と心理テストのスコアによって峻別しようと，IBSの徴候の違いがある患者をコントロール群と比較した。直腸，S字結腸領域の段階的拡大惹起テストで，大腸運動の早いものと遅いもの二つのタイプが明らかに

なった。不規則な間隔をもつ15秒間以上の持続を示す緩徐収縮はコントロール群よりIBS患者でよく見られたが，便秘と下痢の違いはなかった。15秒間以下で1分間6-9回の早い収縮は，コントロール群とIBSの便秘群と比較し，IBSの下痢群で多くみられた。便秘型の患者はコントロール群と比較して早い収縮は多くなかった。

　IBS患者では大腸の筋電位活動異常，胃ホルモンの異常，食物アレルギーがあるとする報告がある[90]。環境からのストレス，ライフイベント，心理的要因が大腸の生理的変化と関連していることが今では知られている[78]。これまで述べてきたような研究成果から，IBS患者の大腸の異常は特異的であることが認められている。IBS研究では，IBS患者と同等に心理的混乱を示すが異常な腸症状はないコントロール群を設定する必要がある。例えば，不安，対人関係の過敏性，うつ，敵意，感情の身体化の程度をIBSの二つのタイプで調べたが，特異的な差異はなかった。しかし，ミネソタ性格検査（MMPI）と比較してHopkins症状チェックリスト（Hopkins Symptom Checklist）が便秘患者の行動特徴を感度良く測定でき，臨床的に有用であるとする報告がある[76]。IBSの「患者」では心理的問題があるが，IBSの診断基準に合致するが「患者ではない」人には心理的問題が少ないとも報告されている[24,83]。Barsky[8]は，IBSは分類的な疾患というより多次元的な疾患として記述するのが良いと述べている。Epsteinらの総説[27]では，IBS患者は排泄の問題を過大評価しているだけで，病気への対処行動の異常のため医療的ケアを求めているのではないかとも指摘されている。

　腹部症状と精神症状が併存し，精神症状への治療をすると消化症状が軽快するIBS患者では心理的要因との関連が大きいであろう。また，精神障害では腸の症状への関心が強まり，慢性的で軽微な症状を診てもらうために，胃腸科を受診することもある。精神的病理を有する率がIBS患者群では高い[62]。Johnsenら[41]は，うつ，不眠，対処行動の異常，鎮痛薬の使用もしくは乱用などの精神的変調とIBSに強い関連があることを明らかにした。しかし，ライフスタイル，食事習慣，社会的因子はIBSとの関連が認められなかった。年齢と腹部症状の強さに弱い負の相関がみられた。差し込むような腹痛を女性は男性よりも有意に多く訴えた。このような場合には病気への対処行動が特に関与し

ており，腹部症状への単純な反応よりも重要であった。病気への対処行動の問題の一部に慢性の神経症的症状を有する患者は，器質的な病気を合併していることが多い。ことに新たな腸症状がおこった場合にその傾向が強い。当然ながら，このような患者が慢性的なクリニック通院者になる危険性が高いことが認められている。

　PUDと対照してみると，社会的学習もIBSの病因に関与しているのかもしれない[85]。IBS患者では，精神的疾患のない患者群や健常コントロール群と比較すると，心理的症状の有病率が高いことが一貫して認められてきた。Lowmanら[49]は，IBSに罹患している成人患者の子供時代の出来事を解析した。IBS患者は，コントロール対照群と比較して，子供時代に重篤な腸の問題があり，頻回に医者に通っており，現在の腸症状と関連する痛みを多く報告した。この研究では，コントロール群に比較して，IBS患者は学校をよく休み，通院をすることで，親の注目を多く獲得したことも明らかになった。喪失と別離はIBS患者の子供時代にみられる心理力動的問題の核心であった。葛藤的もしくは依存的な母との関係が，コントロール対照群と比して，結婚しているIBS患者に多くみられた[49]。これらの家族の心的布置に関する要因がIBSの発症に重要な関与している可能性がある。

　IBS患者は炎症性腸疾患患者と比較し，心理的変調の発症率が高い[77,93]。精神的疾患が胃腸症状の発症に前駆していることもある[77]。このような研究は，心理的疾患がIBSと関連しており，症状の不快さへの単なる反応ではないことを示唆している[77]。IBS患者はコントロール対照群と比較し，不安と抑うつが強く，医療を多く利用する傾向が認められた[15]。

　機能性腹部障害と心理的要因の間には強い一貫した関連性がみられるので，単なる薬や食事療法よりも心理的介入が必要であろう。不安状態を惹起しないようなストレスでは，IBSの症状とは相関しない[32]。ArapakisらのIBS患者と潰瘍性大腸炎患者を比較した研究[7]によると，コントロール群と比較して両疾患群ともに，自己主張が少なく，自罰的，不安，抑うつが強かった。IBS患者は潰瘍性大腸炎患者と比較すると，自己主張は強く，自罰性は弱かった。潰瘍性大腸炎患者とIBS患者ともに，心理的困難と神経症的防衛機制が認められた。そして，IBS患者の方が，コントロール群と潰瘍性大腸炎患者群と比して，病

前の精神症状を多く有していた。

　IBS患者はPUDやディスペプシアと比較すると，特定の性格特徴がある。IBS患者は一般的に神経症的で抑うつ的であると考えられてきた。IBS患者101人とPUD患者103人を比較したSjödinらの研究[64]によると，精神症状と性格特徴は，両者に共通しており，コントロール群とは異なっていた。心理療法を行いながら身体的治療をすると，IBS，PUDともに転帰が良好であった。

　ストレスと性格的要因の役割は未だ不明確であるので[15]，IBSの症状はDSM-III-Rでの診断基準に合致するような気分障害，不安障害，身体化障害，適応障害の境界域の問題の部分集合として概念化するのが良いのかもしれない。系統的な診断基準を使用する研究によって，心理的異常がIBSの病因に関与しているのか，ただ併発しているのか，精神障害（性格障害）が病的行動を引き起こしているのかを明らかにする必要がある[18]。研究上の問題点についてはいくつかの考察がなされてきた。第1に，心理的要因の測定が一般的に不正確であった。第2に，IBS患者には異なる症状パターンがあるにもかかわらず，一つの群として取り扱っていた。第3に，病院での対象から結論が導き出されており，専門科診療に影響を与える要因を考慮することなくIBS全てに敷衍していた[21]。急性ストレスへの胃腸の反応を調べ，従来の研究を深めたその後の実験によると，感情的ストレスを介した中枢性の刺激が胃腸の変化を生み出しているといえる。これらの変化は，コントロールされた実験的知見からだけでは十分に説明できない。実験的研究の結果から，心理行動の要因およびそれらの要因とIBSと他の胃腸の状態との関連を，直接的に類推することは不可能である。さらに，慢性的障害の生理的研究は未だほとんど行われていない。

　IBS患者に対する精神科的な介入の報告はわずかしかないが，支持的精神療法や催眠療法を含む治療は効果的であるようである。しかし，このような治療法の長期効果については不確かである[44]。さまざまな治療法がIBSに使われてきた[90]。これらには食事管理，抗コリン薬治療，抗不安薬もしくは3環系抗うつ薬治療が含まれている[50,56]。通常のIBSへの治療戦略は，教育，症状マネージメント，ストレス・マネージメント，対症的な対応，不安，うつなどの精神症状への向精神薬治療などを含む精神科・非精神科的治療を織り交ぜたものである。

患者が臨床的に抑うつであろうとなかろうと，IBSの症状が抗うつ薬または抗不安薬によって良くなることがある．副作用が少なく抗うつ作用と抗不安作用をもつBuspironeは，このような患者にはたいへん有益な可能性がある[60]．短期精神療法，認知行動療法もしくは行動療法も効果があるといわれている[91]．ストレス下での不安，抑うつ，身体化を示す多世代にわたる家族パターンに対する生物心理社会的観点は，患者の理解と症状治療への基礎を提供するであろう[22]．このような治療的アプローチについては，Epsteinが総説でよく解説している[27]．

考　察

　胃腸疾患に影響を与えると考えられる心理行動的要因に関する知見は決定的なものからはほど遠い．しかし，この章で紹介したような報告から明らかになった諸要因と胃腸疾患患者への精神科的アプローチへの意味は極めて実際的な問題である．心理的要因の役割は，1) 不安，うつ，身体化などの精神的変調，2) アルコール，薬物，たばこの乱用を含む行動的な作用，3) 治療を阻害するコンプライアンスの悪さや抵抗，4) 介入に対する種々の反応，などのように重要である．直接的関連をもつ特異的な生理学的，精神生理学的作用は神経内分泌学，免疫学など精神生物学的システムを介して起こっているのかもしれない．これらのシステムとその胃腸機能不全への関連性はさらに研究する意味がある．

　胃腸の状態は心理行動的諸要因の文脈の中で考察していくべきである．心理社会的ストレッサー，満足度に関する心理的影響，治療的介入の結果への修飾因子はことに重要である．他の重要な因子には対処能力の相対的影響やソーシャルサポートある．1) 性格的諸要因，2) 心理的諸要因，3) ストレスのあるライフイベントと生物学的要素，中枢神経システム，心理社会的要素の相互作用を伴った身体的状態との関係，4) 精神障害，についてはすでに調査研究が始まっている．依存―自立の問題，不安・抑うつ傾向の高さを含む性格要因は胃腸患者ではよく観察されることである．心理的要因の役割を示唆する多くの研究は，対象数を増やし，方法の改善を行って，追試・検証する必要がある．

心理的要因と胃腸疾病との関連，相関，相互作用は今後の研究を要する領域として残されている。

胃腸障害の心理行動的側面（ことに，病因と病態生理に関連した）への新たな調査は診断的厳密性によってより価値あるものになるであろう。対象選択，研究方法，コントロール対照群の設定の改善によって，胃腸障害の多重の病因を明らかにすることができる可能性がある。胃腸障害を引き起こす心理社会的，行動的病因に関する共通の特徴は，他の身体的状態への一般化と応用の可能性をもつであろう。分類学的アプローチが発展すると，胃腸疾患の経過を悪化，慢性化させるような諸要因がより解りやすく明確になる可能性があることを最後に付記したい。

文　献

1) Alexander F: Psychosomatic Medicine: Its Principles and Applications. New York, WW Norton, 1987
2) American Psychiatric Association: Diagnostic and Statistical Manual of Mental Disorders, 3rd Edition, Revised. Washington, DC, American Psychiatric Association, 1987
3) American Psychiatric Association: Diagnostic and Statistical Manual of Mental Disorders, 4th Edition. Washington, DC, American Psychiatric Association, 1994
4) Anda RF, Williamson DF, Escobedo LG, et al: Self perceived stress and the risk of peptic ulcer disease: a longitudinal study of US adults. Arch Intern Med 152:829–833, 1992
5) Anderson KO, Dalton CB, Bradley LA, et al: Stress induces alteration of esophageal pressures in healthy volunteers and non-cardiac chest pain patients. Dig Dis Sci 34:83–91, 1989
6) Andrews H, Barczak P, Allan RN: Psychiatric illness in patients with inflammatory bowel disease. Gut 28:1600–1604, 1987
7) Arapakis G, Lyketsos CG, Gerolymatos K, et al: Low dominance and high intropunitiveness in ulcerative colitis and irritable bowel syndrome. Psychother Psychosom 46:171–176, 1986

8) Barsky AJ: Investigating the psychological aspects of the irritable bowel syndrome (editorial). Gastroenterology 93:902–904, 1987
9) Beaumont W: Experiments and Observations on the Gastric Juice and Physiology of Digestion. Plattsburg, NY, FP Allen, 1833
10) Bradley LA, McDonald JE, Richter JE: Psychophysiological interactions in the esophageal diseases: implications for assessment and treatment. Seminars in Gastrointestinal Disease 1:5–22, 1990
11) Brooks GR, Richardson FC: Emotional skills training: a treatment program for duodenal ulcer. Behav Res Ther 11:198–207, 1980
12) Brown SR, Schwartz JM, Sumergrad P, et al: Globus hystericus syndrome responsive to antidepressants. Am J Psychiatry 143:917–918, 1986
13) Browning TH, Members of the Patient Care Committee of the American Gastroenterological Association: Diagnosis of chest pain of esophageal origin. Dig Dis Sci 35:289–293, 1990
14) Buchanan DC: Group therapy for chronically physically ill patients. Psychosomatics 19:425–431, 1978
15) Camilleri M, Neri M: Motility disorders and stress. Dig Dis Sci 34:1777–1786, 1989
16) Chapell MN, Stefano JJ, Rogerson JS, et al: The value of group psychological procedures in the treatment of peptic ulcer. American Journal of Digestive Diseases 3:813–817, 1936
17) Christensen NJ: Psychosocial stress and catecholamines: their relationship to aging, duodenal ulcer, hypochondriasis and hypertension. Pharmacol Toxicol 63 (suppl 1):24–26, 1988
18) Clouse RE: Anxiety and gastrointestinal illness. Psychiatr Clin North Am 11:399–517, 1988
19) Clouse RE, Lustman PJ: Psychiatric illnesses and contraction abnormalities of the esophagus. N Engl J Med 309:1337–1342, 1982
20) Clouse RE, Lustman PJ, Eckert TC, et al: Low-dose trazodone for symptomatic patients with esophageal contraction abnormalities. Gastroenterology 92:1027–1036, 1987
21) Creed F, Guthrie E: Psychological factors in the irritable bowel syndrome. Gut 28:1307–1318, 1987
22) Crouch MA: Irritable bowel syndrome: toward a biopsychosocial systems understanding. Prim Care 15:99–110, 1988
23) Drossman DA: Patients with psychogenic abdominal pain: six years observation in the medical setting. Am J Psychiatry 139:1549–1557, 1982

24) Drossman DA, McKee DC, Sandler RS, et al: Psychosocial factors in the irritable bowel syndrome. Gastroenterology 95:701-708, 1988
25) Drossman DA, Patrick DL, Mitchell CM, et al: Health-related quality of life in inflammatory bowel disease. Dig Dis Sci 34:1379-1386, 1989
26) Drossman DA, Leserman J, Nachman G, et al: Sexual and physical abuse in women with functional or organic gastrointestinal disorders. Ann Intern Med 113:828-833, 1990
27) Epstein SA, Wise TN, Goldberg RL: Gastroenterology, in Psychiatric Care of the Medical Patient. Edited by Stoudemire A, Fogel BS. New York, Oxford University Press, 1993, pp 611-625
28) Farmer RG: Factors in long term prognosis of patients with inflammatory bowel disease. Am J Gastroenterol 75:97-109, 1981
29) Feldman EJ: Psychosomatic factors in duodenal ulcer disease. Brain Res Bull 1:39-42, 1980
30) Feldman M, Walker P, Green JL, et al: Life events stress and psychosocial factors in men with peptic ulcer disease. Gastroenterology 91:1370-1379, 1986
31) Fonagu P, Calloway SP: The effect of emotional arousal on spontaneous swallowing rates. J Psychosom Res 30:183-188, 1986
32) Ford MJ, Miller PM, Eastwood J, et al: Life events, psychiatric illness and the irritable bowel syndrome. Gut 28:160-165, 1987
33) Gilligan I, Fung L, Piper DW, et al: Life event stress and chronic difficulties in duodenal ulcer: a case control study. J Psychosom Res 31:117-123, 1987
34) Gomez J, Dally P: Psychologically medicated abdominal pain in surgical and medical outpatient clinics. BMJ 1:1451-1453, 1977
35) Greenberg DB, Stern TA, Weilburg JB: The fear of choking: three successfully treated cases. Psychosomatics 29:126-129, 1988
36) Gunzburg F: Zur Kritik des Magenschweres, insbesondere des Perforirenden. Archiv fur physiologiche Heilkunde 11:516-527, 1852
37) Helzer JE, Stillings WA, Channas S, et al: A controlled study of the association between ulcerative colitis and psychiatric diagnosis. Dig Dis Sci 27:513-518, 1982
38) Helzer JE, Channas S, Norland CC, et al: A study of the association between Crohn's disease and psychiatric illness. Gastroenterology 86:324-330, 1984
39) Henke PG: Electrophysiological activity in the central nucleus of the amygdala: emotionality and stress ulcers in rats. Behav Neurosci 102:77-83, 1988
40) Isenberg JI: Peptic ulcer. Disease-A-Month 28:1-58, 1981
41) Johnsen R, Jacobsen BK, Forde OH: Associations between symptoms of irritable colon and psychological and social conditions and lifestyle. BMJ 292:1633-

1635, 1986
42) Katon W: Panic disorder and somatization. Am J Med 77:101-106, 1984
43) Klinger RL, Strang JP: Psychiatric aspects of swallowing disorders. Psychosomatics 28:572-576, 1987
44) Langeluddecke PM: Psychological aspects of irritable bowel syndrome. Aust N Z J Psychiatry 19:218-226, 1985
45) Langeluddecke P, Goulston K, Tennant C: Psychological factors in dyspepsia of unknown cause: a comparison with peptic ulcer disease. J Psychosom Res 34:215-222, 1990
46) Latimer P: Psychophysiologic disorders: a critical appraisal of concept and theory illustrated with reference to the irritable bowel syndrome (IBS). Psychol Med 9:71-80, 1979
47) Latimer PR: Irritable bowel syndrome, in Psychosomatic Illness Review. Edited by Dorfman W, Cristofar L. New York, Macmillan, 1985, pp 61-75
48) Latimer P, Sarna S, Campbell D, et al: Colonic motor and myoelectrical activity: a comparative study of normal subjects, psychoneurotic patients, and patients with irritable bowel syndrome. Gastroenterology 80:893-901, 1981
49) Lowman BC, Drossman DA, Cramer RE, et al: Recollection of childhood events in adults with irritable bowel syndrome. J Clin Gastroenterol 9:324-330, 1987
50) Lydiard RB, Laraia MT, Howell EF, et al: Can panic disorder present as irritable bowel syndrome? J Clin Psychiatry 47:470-473, 1986
51) Magni G, DiMario F, Aggio L, et al: Psychosomatic factors and peptic ulcer disease. Hepatogastroenterology 33:131-137, 1986
52) Magni G, DiMario F, Borgherini G, et al: Personality and duodenal ulcer response to antisecretory treatment. Digestion 38:152-155, 1987
53) McKegney FP, Gordon RO, Levine SM: A psychosomatic comparison of patients with ulcerative colitis and Crohn's disease. Psychosom Med 32:153-166, 1970
54) Nielzen S, Pettersson KI, Regnel G, et al: The role of psychiatric factors in symptoms of hiatus hernia or gastric reflux. Acta Psychiatr Scand 73:214-220, 1986
55) North CS, Clouse RE, Spitznagel EL, et al: The relation of ulcerative colitis to psychiatric factors: a review of findings and methods. Am J Psychiatry 147:974-981, 1990
56) Noyes R, Cook B, Garvey M, et al: Reduction of gastrointestinal symptoms following treatment for panic disorder. Psychosomatics 31:75-79, 1990
57) Read NW: Irritable bowel syndrome (IBS)—definition and pathophysiology. Scand J Gastroenterol Suppl 130:7-13, 1987
58) Regier DA, Myers JK, Kramer M, et al: The NIMH Epidemiologic Catchment

Area program: historical context, major objectives, and study populations characteristics. Arch Gen Psychiatry 41:934–941, 1984
59) Reidel WL, Clouse RE: Variations in clinical presentation of patients with esophageal contraction abnormalities. Dig Dis Sci 30:1065–1071, 1985
60) Richter JE, Obrecht WF, Bradley LA, et al: Psychological similarities between patients with the nutcracker esophagus and irritable bowel syndrome. Dig Dis Sci 31:131–138, 1986
61) Rosenbaum M: Ulcerative colitis, in Psychosomatic Illness Review. Edited by Dorfman W, Cristofar L. New York, Macmillan, 1985, pp 76–89
62) Sandler RS, Drossman DA, Nathan HP, et al: Symptom complaints and health care seeking behavior in subjects with bowel dysfunction. Gastroenterology 87:314–318, 1984
63) Schubert TT: Update in treatment of peptic ulcer disease. Mo Med 11:723–727, 1984
64) Sjödin I, Svedlund J: Psychological aspects of non-ulcer dyspepsia: a psychosomatic view focusing on a comparison between the irritable bowel syndrome and peptic ulcer disease. Scand J Gastroenterol Suppl 109:51–58, 1985
65) Stockton M, Weinman J, McColl I: An investigation of psychosocial factors in patients with upper abdominal pain: a comparison with other groups of surgical outpatients. J Psychosom Res 29:191–198, 1985
66) Stoudemire A: Somatothymia, parts I and II. Psychosomatics 32:365–381, 1991
67) Switz DM: What the gastroenterologist does all day: a survey of a state societies practice. Gastroenterology 70:1048–1050, 1976
68) Talley NJ, Fung LH, Gilligan IJ, et al: Association of anxiety, neuroticism, and depression with dyspepsia of unknown cause. Gastroenterology 90:886–892, 1986
69) Talley NJ, Ellard K, Jones M, et al: Suppression of emotions in essential dyspepsia and chronic duodenal ulcer: a case-control study. Scan J Gastroenterol 23:337–340, 1988
70) Tarter RE, Switala J, Carra J, et al: Inflammatory bowel disease: psychiatric status of patients before and after disease onset. Int J Psychiatry Med 17:173–181, 1987
71) Tennant C: Psychosocial causes of duodenal ulcer. Aust N Z J Psychiatry 22:195–201, 1988
72) Tennant C, Goulston K, Langeluddecke P: Psychological correlates of gastric and duodenal ulcer disease. Psychol Med 16:365–371, 1986
73) Thompson WG: The Irritable Gut. Baltimore, MD, University Park, 1979
74) Thompson WG, Heaton KW: Functional bowel disorders in apparently healthy

people. Gastroenterology 79:283–288, 1980
75) Van Valkenburg C, Winokur G, Behar D, et al: Depressed women with panic attacks. J Clin Psychiatry 45:367–369, 1984
76) Wald A, Burgio K, Holeva K, et al: Psychological evaluation of patients with severe idiopathic constipation: which instrument to use. Am J Gastroenterology 87:977–980, 1992
77) Walker EA, Roy-Byrne PP, Katon WJ: Irritable bowel syndrome and psychiatric illness. Am J Psychiatry 147:565–572, 1990a
78) Walker EA, Roy-Byrne PP, Katon WJ, et al: Psychiatric illness and irritable bowel syndrome: a comparison with inflammatory bowel disease. Am J Psychiatry 147:1656–1661, 1990b
79) Walker EA, Katon WJ, Jemelka RP, et al: Comorbidity of gastrointestinal complaints, depression and anxiety in the Epidemiologic Catchment Area Study. Am J Med 92 (suppl 1A):26S–30S, 1992
80) Walker P, Luther J, Samloff IM, et al: Life events stress and psychosocial factors in men with peptic ulcer disease, II: relationships with serum pepsinogen concentrations and behavioral risk factors. Gastroenterology 94:323–330, 1988
81) Weiner H, Thaler M, Reiser MF, et al: Etiology of duodenal ulcer, I: relation of specific psychological characteristics to rate of gastric secretion (serum pepsinogen) (abstract). Psychosom Med 19:1, 1957
82) Wesdorp ICE: Reflux esophagitis: a review. Postgrad Med J 62 (suppl 2):43–55, 1986
83) Whitehead WE, Bosmajian L, Zonderman AB, et al: Symptoms of psychologic distress associated with irritable bowel syndrome. Gastroenterology 95:709–714, 1988
84) Whitehead WE, Engel BT, Schuster MM: Irritable bowel syndrome: physiological and psychological differences between diarrhea-predominant and constipation-predominant patients. Dig Dis Sci 25:404–413, 1980
85) Whitehead WE, Winget C, Fedoravicius AS, et al: Learned illness behavior in patients with irritable bowel syndrome and peptic ulcer. Dig Dis Sci 27:202–208, 1982
86) Whitehead WE, Crowell MD, Robinson JC, et al: Effects of stressful life events on bowel symptoms: subjects with irritable bowel syndrome compared with subjects without bowel dysfunction. Gut 33:825–830, 1992
87) Whorwell PJ: Diagnosis and management of irritable bowel syndrome: discussion paper. J R Soc Med 82:613–614, 1989
88) Whybrow PC, Kane TJ, Lipton MA: Regional ileitis and psychiatric disorders (letter). Psychosom Med 30:209, 1968

89) Williford DJ, Ormsbee HS, Norman W: Hind-brain GABA receptors influence parasympathetic outflow to the stomach. Science 214:193-194, 1982
90) Wise TN: Psychological management of IBS. Practical Gastroenterology 10:40-50, 1986
91) Wise TN, Cooper JN, Ahmed S: The efficacy of group therapy for patients with irritable bowel syndrome. Psychosomatics 23:465-469, 1982
92) Wolf S: Peptic ulcer, in Psychosomatic Illness Review. Edited by Dorfman W, Cristofar L. New York, Macmillan, 1985, pp 52-60
93) Young SJ, Aipers DH, Norland CC: Psychiatric illness and the irritable bowel syndrome. Gastroenterology 70:162-166, 1976
94) Zisook S, DeVaul RA: Emotional factors in inflammatory bowel disease. South Med J 70:716-719, 1977

第6章訳者注

1) Creed, F. (1999) The relationship between psychosocial parameters and outcome in irritable bowel syndrome. Am J Med 107 (5A) : 74S-80S.
IBS に関する本章の内容を新たな知見に基づいて再論したような論文。
2) Frank, L., L. Kleinman, et al. (2000) Upper gastrointestinal symptoms in North America: prevalence and relationship to healthcare utilization and quality of life. Dig Dis Sci 45 (4) : 809-18.
上部消化管症状のある人では，医療への依存度が高く QOL の低下が認められたとする北米の 2056 人を対象とした研究。
3) Levenstein, S., C. Prantera, et al. (2000) Stress and exacerbation in ulcerative colitis : a prospective study of patients enrolled in remission. Am J Gastroenterol 95 (5) : 1213-20.
62 人の潰瘍性大腸炎の患者の短期と長期 (68 ヶ月) のストレスと病状の悪化との関連を調べ，長期のストレスが悪化と関連があったことを示した前方視的研究。
4) Levenstein, S. (2000) The very model of a modern etiology : a biopsychosocial view of peptic ulcer. Psychosom Med 62 (2) : 176-85.
Helicobacter pylori が検出されるようになって，心理社会的要因への関心が薄れていることへの警鐘を鳴らすメタアナリシス。
5) Maunder, R. and M. J. Esplen (1999). Facilitating adjustment to inflammatory bowel disease : a model of psychosocial intervention in non-psychiatric patients. Psychother Psychosom 68 (5) : 230-40.
炎症性腸疾患患者への心理社会的介入研究のメタアナリシスによって今後の研究

課題も提示している。
6) Mayer, E. A., B. D. Naliboff, et al. (2001) Basic pathophysiologic mechanisms in irritable bowel syndrome. Dig Dis 19 (3) : 212-8.
最新の研究からIBSの病態メカニズムを考察した総説。
7) Petrak, F., J. Hardt, et al. (2001) Impaired health-related quality of life in inflammatory bowel diseases : psychosocial impact and coping styles in a national German sample. Scand J Gastroenterol 36 (4) : 375-82.
ドイツの炎症性腸疾患患者1322人を対象としたQOL調査。北米の結果と同様に抑うつ的対処行動が身体的精神的両者のQOLを低下させていることを明らかにしている。

第7章

皮膚疾患

David G. Folks, M.D.
F. Cleveland Kinney, M.D., Ph.D.

　文献調査をすると，皮膚疾患についての精神医学的な系統的研究は，ほとんどないことが明らかになる[56]。皮膚疾患は，触覚のコミュニケーション，身体的関係，特に性交渉に重大な影響を及ぼす。自傷症候群（self-inflicted syndromes）は皮膚に対して執着し特別な偏愛を示す。皮膚症と身体欠損は，心理社会的な機能に多大な影響を持つだろう。さらに，皮膚は簡単に接触できるので，病変との直接的な相互作用がおこる。このように，接触したり引っ掻いたり，あるいは病変を拡大させたり，必要な皮膚のケアを怠ったりすること，もしくは治療へのコンプライアンス不良によって，皮膚病変を起こしたり，病状を悪化させる可能性がある。

　Doranら[8]は，皮膚病変を発生させ，増悪させ，持続させる心理的要因の観点から，皮膚障害をまとめた（**表7-1**）。現にあるかもしれない重要な心理的要因—たとえば明白な症状，個性，対処様式，ストレス反応，生活様式といった，皮膚の状態や医療上のコンプライアンスに影響を及ぼす要因—を考慮すべき非特異的な皮膚疾患も多数存在する。

　後に論じるように，心理社会的ストレッサー，対人関係での不適応，自尊心，

表7-1. 心理的要因により促進・増悪・永続化される皮膚疾患

皮膚疾患	特殊例
心因性障害と皮膚症	神経皮膚症
過敏性反応	搔痒症，湿疹，蕁麻疹
ストレス誘発性皮膚症	帯状疱疹
代謝性もしくは薬剤性皮膚症	リチウム誘発性乾癬
神経症の皮膚症	抜毛症
身体イメージ障害	痤瘡，脂漏症

スティグマは，皮膚疾患をもつ人たちにとっては共通した心理的問題であることが，コントロール・スタディによって示されてきた。精神療法，行動療法，精神力動的アプローチをうまく使うことと同様に，精神科コンサルテーションや精神医学的評価は，このような患者の治療技術としてしばしば必要とされる。向精神薬は皮膚病患者にしばしば処方されており，抗ヒスタミン薬，抗うつ薬，抗不安薬，リチウム製剤は，皮膚疾患の薬物療法において特殊な役割を担っている。

原理と方法

皮膚疾患に影響を与える心理的要因について，過去10年間の報告は，1）ストレスの関与，2）気分障害及び不安障害の影響，3）ソーシャル・サポート（もしくはその欠如）の作用と相対的重要性，4）特有の心理的もしくは性格的要因（例：敵意，完全主義，低い自尊心）の果たす役割に関する多くの古い概念を大筋では確固にしてきた[44]。精神生物学的研究では，ヒスタミン，プロスタグランディン，セロトニン，ノルエピネフリン，ドーパミン，そして内在する神経内分泌系と免疫学的機構の精神生理学的影響について，精神皮膚科学的調査が始められている。精神薬理学的な薬剤研究と，より選択的な薬剤の有用性についての研究の進歩が，皮膚疾患の治療におけるこれら化合物の基礎的な

神経生物学的メカニズムに対する理解を深めようとしている。このように精神皮膚科学は，将来の研究として有望な心身医学的領域である。

皮膚疾患に影響を与える心理的要因を検討するDSM-Ⅳワークグループは，厳密な調査計画と検討方法を述べている論文，もしくは詳細に臨床例を報告している論文だけを，検討する文献とした。この文献調査の結果，皮膚疾患と心理的要因の果たす役割について，数多くの重要な成果が得られた（**表7-2**）。しかしながら，掻痒症，多汗症，蕁麻疹，痤瘡，アトピー性皮膚炎，その他

表7-2. 精神皮膚障害

症候群	心理的もしくは生物行動学的要因	伝統的臨床治療
掻痒症	ストレス ヒスタミン，プロスタグランジンE， エンドペプチダーゼ	抗ヒスタミン投与 局所用製剤 精神療法 抗不安薬
多汗症	ストレス エクリン腺機能亢進	精神療法 向精神薬
アトピー性皮膚炎 （湿疹）	ストレス 家族性/発達上の要因	局所用製剤 精神療法 抗不安薬
蕁麻疹	アレルギー要因（急性） 心身医学的要因（慢性）	局所用製剤 向精神薬 精神療法 抗ヒスタミン剤 全身性のステロイド
酒皶	環境要因	向精神薬 ストレス管理 環境調整
脱毛症	不明	ストレス管理 精神療法
乾癬	ストレス 感染後遺症 環境要因 薬物反応（特にリチウム）	局所用製剤 環境調整 精神療法 抗不安薬

の疾患特異的症候群は，文献上統一的なものではなかった。多くの総説と臨床報告が，繰り返し自己誘発性皮膚症（self-induced dermatoses）の問題を扱っていた[8]。乾癬[32]，慢性蕁麻疹[13]，アトピー性皮膚炎[12]，といった特有の皮膚疾患は，頻繁に調査され，議論の焦点になった。向精神薬と皮膚病患者を検討している多数の文献についても，本章の後半に論じる。

疾患および特異的症候群

乾癬

　乾癬は，慢性で難治性の増殖性皮膚疾患であるが，これは，乾燥した紅斑性局面が融合し，灰白色の鱗片で覆われているという特徴がある。一般人口での有病率は，1％から2.8％と，地理的に異なっている。アメリカ合衆国では有病率は0.5％から1.5％で，100万人〜300万人が罹患していると推測される。一卵性双生児の約30％が，共に乾癬に罹患する[29]。環境要因と遺伝要因がこの疾患の誘因となっており，症例の60％において，乾癬が30歳以前に発症する。この疾患の心理的側面は，症状が目に見えることと一貫したケアを要することに，大いに関係している。

　Ginsburgら[25]は，乾癬患者にみられるスティグマの問題を調査した。彼らは100人の成人患者について，乾癬という病気をどのように体験したのかを評価し，以下の六つの心理的特徴を挙げた。それは，1）排除される予想，2）傷つけられた感覚，3）他者の態度への敏感性，4）自責感と羞恥心，5）秘密主義，6）前向きな態度，であった。出血性の乾癬病巣の存在が，スティグマを最も予想させるものであった。臨床研究家は以前から，いかに絶望とスティグマによって，治療上のコンプライアンスが悪化するかを観察してきた[32]。スティグマについての他の研究では，Ramsayら[44]が104人の乾癬患者を観察し，次のように示した。即ち"社会的かつ感情的な病的状態"が，治療が容易に行えるにもかかわらず，患者の治療結果に不利な影響を与えたと。実際，55％の乾癬患者は完全寛解になったことが一度もなく，そのことで普通の社会生活（例えば水泳や性的関係）を次々と回避するようになった。乾癬は，抑うつと

関連があり，自殺既遂の症例報告がされてきた。うつ評価尺度（Carroll Rating Scale for Depression）を実施したGuptaらの報告[33]では，217人の乾癬患者において，抑うつと自殺には有意な関連性（$P<0.0001$）がみられた。さらに患者が感じる乾癬の重篤度は，全般的な抑うつスコアと直接的な相関性が認められた（$r=0.39, P<0.0001$）。

　Guptaらは，乾癬患者の中で重篤な病状を示す"高次ストレス反応者"と患者群の調査もした[12, 32]。患者が感じている心理社会的ストレスと，乾癬の病状増悪との間には，強い関連性が示され，Payneらが行った同様の研究[42]と同じ結果となった。しかしながら，因果関係については明らかにならなかった。しかも，かゆみが乾癬の経過に甚大な影響を及ぼすとする研究者がいる[12, 21, 25, 31, 32, 48]。乾癬に罹患している82人の入院患者を対象とした，精神医学と皮膚科学の直接的な相関現象についての前方視的研究では，患者の67％が中等度以上のかゆみの臨床診断基準に合致した[31]。一方で，Payneらの研究でも同様だが，Guptaらの研究[12, 32]においてかゆみの重篤度は，ライフイベントに関するストレス，発症年齢，年齢，性差，婚姻，1日平均の飲酒量との間に，有意な相関性はみられなかった。乾癬とストレスについての前方視的研究は多数あるが，これらの研究論文をまとめあげるのは困難なように思われる[21, 48]。乾癬に与える心理的要因の影響とかゆみや他の生物心理社会的要因が予後に関わる意味に関する今後の研究では，診断および調査計画の改良が必要とされるのは疑うべくもない。

皮膚炎

　さまざまな全身の皮膚病（例：湿疹，アトピー，掻痒を伴う皮膚炎）と心理的要因との関連性について，体系的な研究はまだなされていない。不安障害と気分障害，それに片頭痛や過敏性腸症候群のような特定の精神生理学的症候群が，皮膚病患者に認められることは，しばしば報告されてきた[20]。特に，セロトニン作動性のメカニズムの異常が担う役割も言われてきた[20]。社会人口統計と健康状態を考慮したコントロール・スタディでは，家庭環境でのストレスが，患者の症状の重篤度を左右することがわかった[24]。Faulstichらは，活動性の症状を有する10人のアトピー性皮膚炎患者を系統的に評価し，年齢，性別，人

種をマッチさせた10人の対照群と比較した[11, 12]。両群ともに，ストレスフルな遂行課題を行った。対照群に比べてアトピー性皮膚炎患者では，高振幅の筋電図，心拍数の上昇，症状チェックリスト90（Symptom Checklist 90-改訂版）で不安スコアの高得点を示した。Fjellnerらも同様の研究[14]を行い，心理的ストレスを受けている間のかゆみに対する心理的影響を評価して，かゆみを特徴とする皮膚炎は，情動性のストレスによって悪化する可能性があると結論付けた。患者はリラックスできるような音楽を聞き，その後50分間心理的ストレスに曝された後に，もう一度40分間の回復時間を持った。この研究の結果，かゆみは心理的ストレスによって有意に影響を受けることが確認された。この研究で，患者群と対照群において個人間に相違のあることが示された。Fjellnerらは次のように仮説をたてた。すなわち，尿中アドレナリンの反応パターンの相違が，症状の出現に大きく関係しており（アドレナリンはかゆみに対しては抑制的効果を持ち，発赤に対しては増強効果を持つと思われる），脈拍数は発赤と正の相関関係にある，というものだった。

搔痒性の皮膚病に与える精神生物学的影響には，軽度の搔痒感覚から，抗ヒスタミン剤や抗うつ薬などの薬物投与を頻回に受けるような疼痛体験まで，幅が広い。確立した薬物療法についての論述は本稿の範囲外であるため，それについては他の文献を参照されたい[17]。現在の文献で示されているのは，皮膚の診察とアレルギー検査をすることで，また好酸球数，沈降率も調べ，さらに他の適当なスクリーニングも行い，アレルギー反応か寄生虫侵入（疥癬やシラミ等）かを臨床判断する材料とすべきという。トリプトファンに関連した好酸球増加筋肉痛（EMS）の報告は，薬剤や食物が病気の原因になっている可能性について，注意深く考える必要があることを例証している[6]。

痤瘡

痤瘡は通常，心理的要因と関連性があると考えられている。痤瘡患者は自尊心の低さを頻繁に語り，時折否定的自己像を示す[45]。痤瘡が重篤になってくると，よく知られた随伴症状として，不安・抑うつ，自尊心の低さから生じる心理的症状，そしてその結果としての社会的ひきこもりが挙げられる。Van der Meerenら[55]は，重度の痤瘡患者40人の群を追跡調査し，患者の性格要因

と臨床経過を調べた。"神経質""社会的外向性""自己防衛的態度"から，より適応的である患者群の存在を明らかにした。適応的な患者群は，対照コントロール群に比べて自己防衛的態度が低かった。適応的な12人の患者は集簇性の痤瘡を有すが，isotretinoinによる薬物治療が奏効し，心理テストによって1年後に再評価された。性格要因については，より重篤な患者群では一致した変化はみられなかった。しかし，不安・抑うつの症状は，良い治療結果が得られた後には有意に減少していることが分かった。Wuら[58]は痤瘡患者における性格・情動要因の果たす役割も調べた。Van der Meerenらの所見と同様に，唯一の有意な心理的要因として，不安と怒りを含む情動障害がみられた。

　痤瘡患者についての他の系統的研究—isotretinoinを用いた治療や局部治療，もしくは抗生剤に対する反応に際してのさまざまな精神的要因を評価する研究—は，十分にはなされていない[17]。適応障害を呈する重篤な痤瘡患者への精神療法的アプローチは，今後研究される価値があるだろうし，特に，患者の経過への心理学的・精神医学的介入の効果や影響についての研究が望まれる。美観を損なう痤瘡は続いてボディイメージの障害を引き起こすが，支持的精神療法や他の洗練された心理学的方法を用いた包括的アプローチが必要となるだろう。しかしながら系統的研究はされておらず，この総合的治療方法を支持するデータも原理も，まだないのである。

蕁麻疹

　アメリカ合衆国では，人口の15％〜20％が，少なくとも1回は蕁麻疹になったことがある[39]。蕁麻疹あるいは膨疹は，腫脹・発赤反応として古典的に記述されており，12週間以上持続すれば慢性と考える典型的な皮膚反応に該当する。皮膚過敏症もしくは膨疹形成のメカニズムについての一般的な理論は，全身性のアナフィラキシーの病因論における説明と類似している[47]。慢性蕁麻疹の発生の病因論的要因を決定するのは困難である。236症例を検討したShertzerら[49]は，心理的要因はしばしば病因に影響を与えているか，病因と判断されると述べている。無論，ストレスと蕁麻疹の関連性は一般的に容認されているが，しかし将来の研究では，特定の精神生理学的・心理社会的要因が明確に関連しているかを，注意深く考える必要がある。薬物は急速に蕁麻疹を形

成させることがあり，経口摂取，非経口摂取を問わず，急性の蕁麻疹反応に関係する。慣習的な見識によって，臨床家は，特定の薬剤が急性の蕁麻疹反応に関係している可能性がある時，重症度にかかわらずその薬剤を中断する。急性にしろ慢性にしろ，蕁麻疹の治療には伝統的に抗ヒスタミン薬が使われ，最近はterfenadineも用いられる。この薬はH1アンタゴニストであり，他の抗ヒスタミン薬にみられるような，副作用としての顕著な抗コリン作用を示さない。慢性蕁麻疹の治療として皮膚科医がよく使う薬は，三環系抗うつ薬のdoxepin（用量30-75mg）と，同様の効果を持つ他の三環系薬剤（競合的H1, H2受容体ブロッカー）である[26,41]。抗ヒスタミン薬は蕁麻疹を治癒させるわけではないが，明白な症状出現を抑制してくれる。面白いことに，全身性のステロイドは蕁麻疹の治療としてはほとんど役に立たない。

自己誘発性皮膚症

人為的な皮膚症は1863年から認知されている。その年にGavin[22]が初めて人為的な疥癬を報告したが，それは，手首にできた針の刺し傷に，黒色火薬を擦り込んだ水兵の例だった。人工皮膚炎，もしくは人為的皮膚炎の発病率[18]は，皮膚病患者の0.3％であり，その多くは女性にみられる。発症年齢は，報告によると9歳から73歳までと幅広い。包括的なレビュー論文は，本章の範囲外であり，他を参照されたい[8,18]。

本質的に，人為的皮膚炎から生じた病変は幅広い形態学的特徴を持ち，正常に見える皮膚に囲まれた幾何学的な鋭い縁があり，しばしば奇怪に見える。より重篤な病変は，感染症のような合併症を生じたり[9]，人為的行為の場合は症状が拡大する可能性がある[16]。自傷行為による皮膚病変は，精神遅滞，精神病，ミュンヒハウゼン症候群を含む虚偽性障害，詐病に，しばしば随伴していた。Folksら[15]は，自傷行為による皮膚疾患に対する最も有効と考えられる治療技法の原則について，概略を述べている（表7-3）。精神科コンサルテーションおよびアミタールインタビューや催眠術のような心理学検査は，臨床的管理を改善するかもしれない。Guptaら[30]は，自傷行為による皮膚症，神経症の皮膚擦過，抜毛症について論述している。そして彼等は，これら三疾患の関連とそれぞれの精神病理の程度を如実に描写した。しかしながら，この三つの自己破

表7-3. 治療が有用なミュンヒハウゼン症候群と他の虚偽性疾患の諸相[15]

- 精神疾患群
  ・感情障害・不安障害・精神病性障害・転換性障害
  ・物質乱用障害・器質性精神障害
- 境界性，自己愛性，反社会性よりも，強迫性，抑うつ性，演技性に近い人格構成
- 独身，失業中の放浪者とは対照的に，結婚，安定した仕事，家族の絆によって明示された，心理社会的支援体制における安定性
- 疾病行動に対峙もしくはそれを変更する対処能力
- 治療者との親密な関係を築き維持する才能

壊的皮膚症の診断カテゴリーについては，精神医学的文献においてほとんど強調されずにきた。実際，症例報告と臨床レビューがあるだけである。Folksらと同様に，Guptaらは，介入の余地のある全ての基礎的障害（不安，うつ病，精神病性障害など）を同定する必要性を強調した。Colonら[7]は，円形脱毛症の皮膚疾患群に，診断面接手順（Diagnostic Interview Schedule）を利用したところ，精神障害（74％）を高率に認め，大うつ病（39％）と全般性不安障害（39％）は，注目すべき生涯有病率だった。この研究は，他の皮膚疾患群における精神医学的評価の必要性を示している。

皮膚疾患と向精神薬の果たす役割

皮膚疾患のある人もしくは発症する人に処方されていた向精神薬には，抗精神病薬，抗うつ薬，抗不安薬，そして種々雑多な混合薬などがある。これらの薬物が皮膚科学的状態に関して果たす役割は，直接的もしくは間接的に，文献で明らかにされてきた。向精神薬，とりわけリチウムと抗うつ薬は，しばしば

有害な皮膚の反応の発生に関連している。薬物と疾患の関係の重要性と，皮膚科学的状態への診断学的・治療学的アプローチの観点からこれらの薬物を継続して研究する必要性について，以下で述べたい。

神経遮断薬

Chlorpromazine 誘発性の，日光に晒された皮膚の色素異常は，初めて 1964 年に Greiner ら[27]によって記述された。Lovell ら[38]は，chlorpromazine が原因と考えられる光接触蕁麻疹が発生した興味深い症例を報告した。このように，遅延性の光線過敏性湿疹とは対照的な，新たに薬物の結果として生じる皮膚科的影響は，これから考察する（換言すれば，アレルゲンとしての薬物の分子構造の変化によるのではなく，生体内での薬物効果として生じた蕁麻疹反応である）。同様に，光パッチテスト陽性と，アレルギーテスト後の全身の斑状丘疹の再発は，60mg／日の thioridazine 投与によるものとされた[53]。後者の症例で報告された有害な皮膚の反応についての精密なメカニズムは，将来の研究として見込みのある主題であることを意味している。非フェノチアジン系薬物に関する詳細な症例報告によれば，フェノチアジン投与が関係する異常な皮膚の色素沈着が，haloperidol の使用で消失したという[4]。同様に，長期の高用量 chlorpromazine 投与を受けていた 4 人の慢性精神病患者が，haloperidol に置換された後に皮膚の色素沈着が消退した例を，Thompson ら[53]は報告した。しかしこの 4 例では，chlorpromazine 誘発性の角膜と水晶体の混濁は持続した。Ban らによる国際的研究[4]は，haloperidol には皮膚反応を起こす潜在能力がないとの主張や，haloperidol はフェノチアジンの有害な効果を打ち消すことができるとの主張を否定した。現在のデータは，どんな神経遮断薬も特有の反応もしくはアレルギー反応を誘発する潜在的可能性があることを示唆している。それはたとえ， pimozide, haloperidol, thiothixene, fluphenazine などの神経遮断薬では皮膚毒性は少ないと報告されても，同じである[17]。

向精神薬剤含有のアレルゲン

着色用粉末の tartrazine（FD & C Yellow No.5）と他の染料の感作性は，皮膚反応の原因と考えられてきた。Pohl ら[43]は，tartrazine を扱っていた 170 人の

患者の中で，明白なtartrazineによるアレルギーの5例を記述した。6/1000と
いうこの頻度は，それまでの報告よりも高いものだった。その結果として，
tartrazineは，imipramineとdesipramineの製剤から除去された。蕁麻疹による
気管支痙攣と非血小板減少性の多発性丘疹も，tartrazineと不確かな関連性が
あったし，リンパ水腫，鼻炎，アナフィラキシーも，tartrazineによって急激
に引き起こされる可能性があると考えられる（T.Barnard, Sandoz Pharma-ceuti-
cals, East Hanover, NJ, personal communication, November 1988)。アナフィラ
キシーと遅延型過敏症を含む，リチウム製剤によるアレルギー反応の報告も，
今では十分に報じられている[5,37]。リチウムや他の薬剤に関係した薬物反応が，
不活性の成分によっておこる可能性がある。

抗うつ薬

　抗うつ薬による皮膚反応には，痤瘡様の発疹，脂漏性皮膚炎，接触性皮膚
炎，非特異的搔痒性発疹，蕁麻疹反応もしくは光線過敏性反応などがある[17]。
これらの急性の状態は一般的に，良性で限定的である。一過性の光線過敏性反
応も，三環系抗うつ薬および構造的に類似した製剤について報告されている。
Walter-Ryanら[57]は，それまで健康だった38歳の不安・抑うつ患者で，
imipramine投与後に可逆的な発疹が生じた1例を報告した。imipramineを中断
した後に発疹は消失し，引き続きmaprotilineを投与したところ何も起こらな
かった。この症例報告と同様な三環系誘発性の光線過敏性反応は，以下のよう
な状況で生じるものと仮定される。1) 母体となる薬物が，光毒性もしくは光
アレルギーを引き起こす場合，2) 紫外線により皮膚に産生された薬物の光線
過敏性産物が有毒になる場合，3) 薬物もしくはその代謝物が核酸と複合体を
形成し，皮膚と結合して固定薬疹を生ずる場合である。この三つのメカニズム
は仮定のものであるが，chlorpromazineとprotriptylineに関連して知られてい
る皮膚反応に一致している[57]。抗うつ薬であるfluoxetineの経口摂取は，痤瘡，
脱毛症，接触性皮膚炎，皮膚乾燥症，単純ヘルペス，斑状丘疹，蕁麻疹が皮膚
科学的副作用としてまれに生じる可能性がある（D.Wheadon, Dista
Pharmaceuticals, Indianapolis, IN, personal communication, November 1988)。
fluoxetineではまれであるが，これら皮膚科学的合併症はプラセボ対照臨床試

験でも報告されてきたアレルギー反応であろう (Wheadon, personal communication)。

多形紅斑は，粘膜びらんを伴うこともある特有の皮膚病変を示す急性限定性の症候群である。古典型は1800年代中半に記述されたように軽症であるが，より重篤な段階へと進むことがあり，時にはStevensとJohnsonが最初に述べたように致命的な形状へと進むことがある[51]。Fordらは[19]，trazodoneを投与した結果，多形紅斑が発生した63歳のうつ病の女性の1例を報告した。興味深いことに，この患者の場合リチウムも服用していたが，リチウムによっては多形紅斑の発生はなかった。

多くの有害な反応を主に述べてきたが，抗うつ薬の多くは，神経皮膚炎や慢性蕁麻疹のような一定の皮膚疾患の治療上有効でもある[26]。Eedyら[10]は，顔面の多汗症で受診した患者について記述したが，この患者は，嗅覚刺激によって両側の頬部からの発汗が急速に出現するという特徴を持ち，amitriptylineによる治療が奏功した。Yeraganiら[59]も，発汗異常症と診断された皮膚障害を合併した大うつ病の30歳の男性の1例を報告した。この患者には両手の手掌表面に1～2 mmの丘疹群があり，それはおよそ2年半の間ずっと存在していた。血中濃度150ng/mℓでのdesipramineの投与によって，患者の皮膚症状は顕著な改善をみた。治療効果は，desipramineの抗ヒスタミン作用や抗コリン作用によって引き起こされていたとは思われなかったので，反応の治療メカニズムとしては，自律神経の不安定性の減少があり，それによりストレス誘発性の皮膚症状が減少する結果になったと考えられた。この症例は，自律神経とホメオスターシスの機序を回復させることによって治療効果が得られる皮膚症において，特に心理的ストレスのある間は，抗うつ薬とその有効性を考慮する必要があることの例証となる。

リチウム

Guptaらによるリチウム製剤に焦点をあてた向精神薬と皮膚科学についての素晴らしい総説[28]がある。リチウムと乾癬の関連において，リチウムは血液循環と末梢の多形核白血球プールを増大させ，次にそのターンオーバーと遊走を高める。同時に，リチウムはアデニル酸シクラーゼを抑制し，その結果アデノ

シン 3,5 燐酸（cAMP）の濃度が低下し，好中球の走化性が高まる[34,35,36]。こういった変化が結果的に表皮細胞の増殖を生じ，非膿疱性の乾癬の形状や，多様な皮膚科学的副作用をもたらすといわれている[1]。

乾癬はリチウムによって増悪することが知られているが，頭髪の脱毛症は，一般にリチウムとの関連は見出されていない。Mortimer ら[40]は，リチウムと脱毛症の関連について概説し，Ghadirian ら[23]，Vacaflor ら[54]は薬物の中断で回復したリチウム誘発性の脱毛症を報告した。Mortimer らは，リチウムの投与それ自体が脱毛症を引き起こすと結論付けたが，リチウム投与の継続にもかかわらず通常患者は回復することも言及した。Silvestri らは[50]，リチウム投与期間中広範囲の脱毛症が観察され，リチウム投与を中止することで改善した1例を報告した。

Sarantidis らは[46]，神経遮断作用のない他の向精神薬投与患者44人と比較し，リチウム投与患者91人におけるさまざまな皮膚疾患の発病率について報告した。この研究では，構造化面接が行われ，人口統計，薬物治療歴，生活史，家族歴が得られた。リチウム投与の患者は，薬物治療に随伴した皮膚疾患を有意に高い割合で示し，それは皮膚疾患の初発もしくは既存疾患の増悪であった。皮膚疾患の内訳は，乾癬8人，痤瘡17人，毛包炎12人，斑状丘疹7人だった。Clark ら[5]は，生検で確定した既存のダリエ病（毛包性角化症）がリチウムにより増悪し，その後リチウムの中断で改善した1例を述べた。この症例でも，二次的なリチウムの曝露後の再発もしくは増悪が観察された。この反応のメカニズムとして，リチウムと乾癬の場合と同様に，cAMPの抑制と，引き続いて起こる生体内での表皮細胞の増殖が増大することが提唱された。

考察と提案

皮膚疾患と心理的要因の関連を明らかにする診断学的かつ疾病分類学的シェーマが必要とされる。さらに，皮膚障害の原因，経過，結果に影響を与える薬理作用については，厳密な調査計画にもとづく詳細な調査をする価値がある。現在のデータは主として，リチウム製剤と乾癬の関連性を除いては，せいぜい記述的な仮定によるものでしかない。

心理学的・精神医学的要因の果たす役割を体系的に扱う疾病分類学は, 皮膚疾患に対する生物心理社会的なアプローチにおいて, 論理的な次の段階にある。そして, 心理的もしくは生物行動学的要因と皮膚疾患との関連は, 研究調査すべき多くの潜在的領域を内包しており, 以下のものが含まれている。1) ストレス反応症候群, 2) 気分障害 (例: 不安・抑うつ), 3) 心理社会的要因 (例: 家族, 対処様式, 対人関係), 4) 精神生物学的要因 (例: ヒスタミン, プロスタグランディン, セロトニン, ノルエピネフリン, ドーパミン, 精神免疫学), 5) 性格要因の継続的評価 (敵意あるいは完全主義, 自尊心に附随する心理など)。

　皮膚疾患における心理的要因の果たす役割と, 向精神薬の治療効果と副作用についての研究は, 診断学的アプローチの進歩の恩恵を受けた心身医学の領域である[52]。疾病分類学の進歩によって, 臨床家は治療戦略と臨床治療技術を向上できるであろう。DSM-Ⅲ-R[2]のカテゴリー「身体的病態に影響を与える心理的要因 (PFAPC)」を改訂した, 心理的もしくは行動学的要因の本質を特定する診断学的体系は, 前方視的研究と長期的研究によって, 将来の調査研究の質を向上させるであろう。

文　献

1) Alvarez WA, Freinhar JP: Direct evidence for a lithium-induced psoriasis syndrome. Int J Psychosom 31:21–22, 1984
2) American Psychiatric Association: Diagnostic and Statistical Manual of Mental Disorders, 3rd Edition, Revised. Washington, DC, American Psychiatric Association, 1987
3) American Psychiatric Association: Diagnostic and Statistical Manual of Mental Disorders, 4th Edition. Washington, DC, American Psychiatric Association, 1994
4) Ban TA, Guy W, Wilson WH: Neuroleptic-induced skin pigmentation in chronic hospitalized schizophrenic patients. Can J Psychiatry 30:406–408, 1985
5) Clark KJ, Jefferson JW: Lithium allergy (letter). J Clin Psychopharmacol 7:287–

289, 1987
6) Clauw DJ, Nashel DJ, Umhau A, et al: Tryptophan-associated eosinophilic connective-tissue disease. JAMA 263:1502–1506, 1990
7) Colon EA, Popkin MK, Callies AL, et al: Lifetime prevalence of psychiatric disorders in patients with alopecia areata. Compr Psychiatry 32:245–251, 1991
8) Doran AR, Roy A, Wolkowitz OM: Self-destructive dermatoses. Psychiatr Clin North Am 8:291–298, 1985
9) Earle JR, Folks DG: Factitious disorder and coexisting depression: a report of successful psychiatric consultation and case management. Gen Hosp Psychiatry 8:448–450, 1986
10) Eedy DJ, Corbett JR: Olfactory facial hyperhydrosis responding to amitriptyline. Clin Exp Dermatol 12:298–299, 1987
11) Faulstich ME, Williamson DA: An overview of atopic dermatitis: toward a biobehavioral integration. J Psychosom Res 29:647–654, 1985
12) Faulstich ME, Williamson DA, Duchmann EG, et al: Psychophysiological analysis of atopic dermatitis. J Psychosom Res 29:415–417, 1985
13) Fava GA, Perini GI, Santonastaso P, et al: Life events and psychological distress in dermatologic disorders: psoriasis, chronic urticaria, and fungal infections. Br J Med Psychol 53:277–282, 1980
14) Fjellner B, Arnetz BB: Psychological predictors of pruritus during mental stress. Acta Derm Venereol (Stockh) 65:504–508, 1985
15) Folks DG, Freeman AM: Munchausen's syndrome and other factitious illness. Psychiatr Clin North Am 8:263–278, 1985
16) Folks DG, Houck C: Somatoform disorders, factitious disorders, and malingering, in Psychiatric Care of the Medical Patient. Edited by Stoudemire A, Fogel BS. New York, Oxford University Press, 1993, pp 267–287
17) Folks DG, Kinney FC: Dermatology, in Medical Psychiatric Practice. Edited by Stoudemire A, Fogel BS. Washington, DC, American Psychiatric Press, 1991, pp 287–308
18) Folks DG, Ford CV, Houck CA: Somatoform disorders, factitious disorders, and malingering, in Clinical Psychiatry for Medical Students, 2nd Edition. Edited by Stoudemire A. Philadelphia, PA, JB Lippincott, 1994, pp 274–305
19) Ford HE, Jenike MA: Erythema multiform associated with trazodone therapy: case report. J Clin Psychiatry 46:294–295, 1985
20) Garvey MJ, Tollefson GD: Association of affective disorder with migraine headaches and neurodermatitis. Gen Hosp Psychiatry 10:148–149, 1988
21) Gaston L, Lassonde M, Bernier-Buzzanga J, et al: Psoriasis and stress: a prospective study. J Am Acad Dermatol 17:82–86, 1987

22) Gavin H: Feigned and Fictitious Diseases, Chiefly of Soldiers and Seamen. London, Churchill, 1863
23) Ghadirian AM, Lalinec-Michaud M: Report of a patient with lithium-related alopecia and psoriasis. J Clin Psychiatry 47:212–213, 1986
24) Gil KM, Keefe FJ, Sampson HA, et al: The relation of stress and family environment to atopic dermatitis symptoms in children. J Psychosom Res 31:673–684, 1987
25) Ginsburg IH, Link BG: Feelings of stigmatization in patients with psoriasis. J Am Acad Dermatol 20:53–63, 1989
26) Greene SL, Reed CE, Schroeter AL: Double-blind crossover study comparing doxepin with diphenhydramine for the treatment of chronic urticaria. J Am Acad Dermatol 12:669–675, 1985
27) Greiner AC, Berry K: Skin pigmentation and corneal and lens opacities with prolonged chlorpromazine therapy. Can Med Assoc J 90:663–665, 1964
28) Gupta MA, Gupta AK, Haberman HF: Psychotropic drugs in dermatology. J Am Acad Dermatol 14:633–645, 1986
29) Gupta MA, Gupta AK, Haberman HF: Psoriasis and psychiatry: an update. Gen Hosp Psychiatry 9:157–166, 1987a
30) Gupta MA, Gupta AK, Haberman HF: The self-inflicted dermatoses: a critical review. Gen Hosp Psychiatry 9:45–52, 1987b
31) Gupta MA, Gupta AK, Kirkby S, et al: Pruritus in psoriasis: a prospective study of some psychiatric and dermatologic correlates. Arch Dermatol 124:1052–1057, 1988
32) Gupta MA, Gupta AK, Kirkby S, et al: A psychocutaneous profile of psoriasis patients who are stress reactors. Gen Hosp Psychiatry 11:166–173, 1989
33) Gupta MA, Schork NJ, Gupta AK, et al: Suicidal ideation in psoriasis. Int J Dermatol 32:188–190, 1993
34) Heng MCY: Cutaneous manifestations of lithium toxicity. Br J Dermatol 106:107–109, 1982
35) Jefferson JW, Griest JH, Ackerman DL: Lithium Encyclopedia for Clinical Practice. Washington, DC, American Psychiatric Press, 1983
36) Lazarus GS, Gilgor RS: Psoriasis, polymorphonuclear leukocytes, and lithium carbonate: important clue. Arch Dermatol 115:1183–1184, 1979
37) Lockey SD: Allergic reactions due to FD and C Yellow No. 5 tartrazine, an aniline dye used as a coloring and identifying agent in various steroids. Ann Allergy 17:719–721, 1959
38) Lovell CR, Cronin E, Rhodes EL: Photocontact urticaria from chlorpromazine. Contact Dermatitis 14:290–291, 1986

39) Monroe EW: Urticaria, in Common Problems in Dermatology. Edited by Green KE. Chicago, IL, Year Book Medicine, 1988, pp 402–407
40) Mortimer PS, Dawber RPR: Hair loss and lithium. Int J Dermatol 23:603–604, 1984
41) Neittaanmaki H, Fraki JE: Combination of localized heat urticaria and cold urticaria: release of histamine in suction blisters and successful treatment of heat urticaria with doxepin. Clin Exp Dermatol 13:87–91, 1988
42) Payne RA, Payne CME, Marks R: Stress does not worsen psoriasis?—a controlled study of 32 patients. Clin Exp Dermatol 10:239–245, 1985
43) Pohl R, Balon R, Berchou R, et al: Allergy to tartrazine in antidepressants. Am J Psychiatry 144:237–238, 1987
44) Ramsay B, O'Reagan M: A survey of the social and psychological effects of psoriasis. Br J Dermatol 118:195–201, 1988
45) Rubinow DR, Peck GL, Squillace KM, et al: Reduced anxiety and depression in cystic acne patients after successful treatment with oral isotretinoin. J Am Acad Dermatol 17:25–32, 1987
46) Sarantidis D, Waters B: A review and controlled study of cutaneous conditions associated with lithium carbonate. Br J Psychiatry 143:42–50, 1983
47) Sell S: Immunopathology (hypersensitivity diseases), in Anderson's Pathology, 9th Edition. Edited by Kissane JE. St. Louis, MO, CV Mosby, 1990, pp 487–545
48) Seville RH: Psoriasis and stress. Br J Dermatol 97:297–302, 1977
49) Shertzer CL, Lookingbill DP: Effects of relaxation therapy and hypnotizability in chronic urticaria. Arch Dermatol 123:913–916, 1987
50) Silvestri A, Santonastaso P, Paggiarin D: Alopecia areata during lithium therapy: a case report. Gen Hosp Psychiatry 10:46–48, 1988
51) Stevens AM, Johnson FC: A new eruptive fever associated with stomatitis and ophthalmia. Am J Dis Child 24:526–533, 1922
52) Stoudemire A, Hales RE: Psychological and behavioral factors affecting medical conditions and DSM-IV: an overview. Psychosomatics 32:5–13, 1991
53) Thompson TR, Lai S, Yassa R, et al: Resolution of chlorpromazine-induced pigmentation with haloperidol substitution. Acta Psychiatr Scand 78:763–765, 1988
54) Vacaflor L, Lehmann HE, Ban TA: Side effects and teratogenicity of lithium carbonate treatment. J Clin Pharmacol 10:387, 1970
55) Van der Meeren HLM, Van der Schaar WW, Van den Hurk CMAM: The psychological impact of severe acne. Cutis 36:84–86, 1985
56) Van Moffaert M: Psychosomatics for the practicing dermatologist. Dermatologica 165:73–87, 1982

57) Walter-Ryan WG, Kern EE, Shiriff JR, et al: Persistent photoaggravated cutaneous eruption induced by imipramine (letter). JAMA 254:357–358, 1985
58) Wu SF, Kinder BN, Trunnell TN, et al: Role of anxiety and anger in acne patients: a relationship with the severity of the disorder. J Am Acad Dermatol 18:325–333, 1988
59) Yeragani VK, Patel H, Keshavan MS: Effectiveness of desipramine in the treatment of dyshydrosis (letter). J Clin Psychopharmacol 8:76–77, 1988

第7章訳者注

1) Buske-Kirschbaum, A., Geiben, A., & Hellhammer, D. (2001) Psychobiological aspects of atopic dermatitis : an overview. Psychother Psychosom, 70 (1), 6-16.
アトピー性皮膚炎に関して心理的要因と生物学的側面を論じた総説。

2) Garg, A., Chren, M. M., Sands, L. P., Matsui, M. S., Marenus, K. D., Feingold, K. R., & Elias, P. M. (2001) Psychological stress perturbs epidermal permeability barrier homeostasis: implications for the pathogenesis of stress-associated skin disorders. Arch Dermatol, 137 (1), 53-59.
心理的ストレスが表皮の透過性に影響を与えることを明らかにした興味深い論文。

3) Mallon, E., Newton, J. N., Klassen, A., Stewart-Brown, S. L., Ryan, T. J., & Finlay, A. Y. (1999) The quality of life in acne : a comparison with general medical conditions using generic questionnaires. Br J Dermatol, 140 (4), 672-676.
痤瘡患者は喘息や関節リウマチなどと同等の社会心理的な問題を抱えていると報告した論文。

4) Picardi, A., & Abeni, D. (2001) Stressful life events and skin diseases : disentangling evidence from myth. Psychother Psychosom, 70 (3), 118-136.
ストレスのあるライフイベントと皮膚疾患の関連について，包括的文献検討を行った総説論文。

5) Richards, H. L., Fortune, D. G., Griffiths, C. E., & Main, C. J. (2001) The contribution of perceptions of stigmatisation to disability in patients with psoriasis. J Psychosom Res, 50 (1), 11-15.
乾癬患者では心理的要因（ことに抑うつ）と周囲からの目を気にすることが疾患の重篤度よりも生活能力の低下に強く影響をしていることを示した研究。

第8章

肺疾患とリウマチ類縁疾患

Michael G. Moran, M.D.

「ストレス」「うつ」「心理社会的ストレス」などと呼ばれている心理的要因が肺疾患およびリウマチ類縁疾患に及ぼす影響に関する多数の逸話的報告がある。肺疾患では喘息に，リウマチ類縁疾患では関節リウマチに関する研究が多くなされてきた。本章でもこの二つの疾患に焦点をあてる。この総説から導かれる主要な結論は，多くの研究が後方視的研究で，研究方法，患者選択，分類に問題があり，心理的要因との関連性を推論するには不十分な研究がほとんどであるということである。このことは，DSM-Ⅳの診断分類である「身体疾患に影響を与える心理的要因」の有用性に問題があるのではなく，より一層の研究の必要性を示している。

肺疾患

喘息

喘息は，患者と内科医から，「心身症」的疾患の一つと長く考えられてきた。

喘息がこのように考えられてきたのには，患者の心理的機能と肺機能に関連があると，患者と内科医が体験しそれを診てきたからである。1930年代から1950年代まで，喘息は「代表的な七つ」の心身症疾患の一つとされた[20]。喘息の心理的病因を記述するために，当時の精神分析理論[3]が使われ，特定の心身のジレンマは葛藤的な無意識の依存欲求のひとつであるとまで提言された[23]。この考えは，幼少期の心的外傷的出来事の再現を通した成人喘息患者の分析から定式化された。幼少期の心的外傷は依存に関する無意識的な葛藤を引き起こし，葛藤を直接表現することが受け入れられなくなり，葛藤の身体的表現（喘息）がおこるという一連の病理的連鎖が仮定された。系統的な研究が欠けていたにも関わらず，この種の仮説は相当に流布された。しかし，喘息を心身症的と考えるようになったのは，患者と内科医の経験が始まりだったことを忘れてはならない。

喘息と心因もしくは心的機制によって影響をうけていると考えられる種々の状態に対して，精神分析療法もしくは対話的治療法を多数の患者が受けた。うつの治療は喘息患者では特に重要であると考えられた。精神分析家と一般身体科医は，喘鳴を子供の母への抑圧された叫びとしてとらえられるようになった[23]。さらに，当時の臨床家は，幼少期の原初的外傷体験，同胞の誕生，同胞の流産，近親者の死といった喘息患者の無意識にとって重要な出来事を考慮し治療を行った[40,69]。葛藤の身体表現の対象として呼吸器系を選択する論理は，象徴的有用性を除けば抑圧された叫びの所産とされ，ほとんど論究されることはなかった。

近年の報告者は，喘息をまねく生理学的機制も強調するようになっている。Knappら[42]のような研究者は，生理学的な理解と心理的理解を統合した洗練された論考を行っている。重要な心理的出来事は脳生理学的な過程に効力をもち，その結果，自律神経活動と免疫活動の変化をきたす。さらに，その変化は体液性，細胞性，自律神経系の各経路を通して病理的な呼吸器状態の変化を起こし，臨床的には喘鳴をおこす気管支の攣縮，咳，粘液産生といった標的器官の反応が起こると，象徴的な連鎖を理論づけている。

これからの議論への理解を深めるために，喘息発作の病態生理などの要因を簡潔に要約する。喘息発作は，一面では，$\beta 2$-アドレナリンの相対的遮断の状

態である[14]。このために，propranololのようなβ2-アドレナリン遮断薬の使用は喘息患者では一般的には禁忌である。喘息の神経学的病理の基底として，副交感神経活動の相対的優位があるとみることができる。体液性および細胞性免疫変化は，炎症性反応としてのマクロファージ，リンパ球，そして恐らく肥胖細胞に媒介されていると考えられている。アスピリン過敏性のある人がアスピリンを服用した時のような反応がおこるのであろう。leukotriene やprostaglandinのようなアラキドン酸代謝がこのメカニズムに関与している。

　直接および間接的な交感神経作動薬は，喘息エピソードの治療の中心であり，明らかな症状がないときの維持薬としてしばしば使用される。これらの臨床的事実によって，副交感神経と交感神経の「バランス」仮説が喘息の病因と病態生理として支持されている。

　これらの事実から重要な研究課題が以下のように浮かび上がってくる。感情状態がどのようにしてこの病態生理を引き起こすのだろうか。精神的現象が機能的な副交感神経と交感神経の活動のバランスにどのように影響するだろうか。しかし，興奮作用としての不安がどのようにして喘息発作の発生と増悪に影響をあたえるのであろうかという解釈上の矛盾が生じた。というのも，不安は相対的に交感神経優位の状態をつくり，発作の引き金ではなく症状を軽減するはずである。ストレスと感情的混乱が気道の内径の収縮と喘息発作に病因的に関連しているというこれまでの報告をどのように説明できるだろうか[7]。部分的であるがひとつの回答は，ストレスのある出来事が起こっている時に，健常コントロール群と比較して，喘息患者はエピネフリンの分泌増加が認められないという興味深い研究に見出すことができるかもしれない[48]。

　患者と臨床家と同様に研究者も違うレベルであるが，ある性格傾向とタイプが喘息への脆弱性を高めると考えてきた。ある性格傾向をもつ患者では，喘息への危険性が高まり，重篤な症候を示すと考えられている。ハイリスクな性格タイプとは，過度の抑制，秘められた攻撃性，著しい依存欲求，強い愛情欲求，単純な「神経症」傾向などである[65]。喘息の重症な発作を防ぐのは「外向性」であったとする研究者もいる。一方，抑うつ，不安，自尊感情の障害が危険因子と考えられた[57]。喘息患児では，重症な精神病理，精神病徴候，激しい攻撃性が喘息による死亡のリスクを高めることが認められている[47]。

喪失や強い失望も喘息発作の脆弱性を高める可能性がある。親密なつながりの強い対人関係の喪失が喘息症状の急性発症と関連していた。「早い結婚」のみが喘息の活動性を高めていたとする報告がある[70]。サポート体制が弱く，強い「ストレス」が広範にある患者で，症状をコントロールするためのコルチコステロイドの用量が最も高くなった[16]。この所見は，今後の研究に大きな意味をもつであろう。強いストレスと少ないサポート体制が病理的な影響を形作るのだろうか。それとも，日々の援助の不足は，ステロイドの大量療法に値するほどの重大な悪化要因なのであろうか。

　この領域での動物実験は少ない。喘息の良い動物モデルがないので，この領域の研究が少ないのだといわれている。二つの研究グループが，痛み刺激，恐怖を引き起こす状態が喘鳴（喘息そのものではない）を起こしやすいと報告した[25,64]。

　症状を報告する能力は感情的因子によって逆に影響を受ける可能性がある。心理的要因が間接的に喘息を悪化させる可能性がある。たとえば，性格類型が，実験的な気管圧負荷への知覚に影響を与えているかもしれない。喘息であろうとなかろうと，不安が強く依存が強い人ほど，適応的な性格類型の人より，実験的な圧負荷を強く感じる[37]。機序は不明であるが，睡眠不足によって気道抵抗増加を認知する能力が低下することがある（R. Martin, personal communication, April 1989）。この所見は，大うつ病を含む睡眠障害に伴う種々の状態への治療的な意義をもつと考えられる。

　喪失に関連する感情に気づき，報告する能力も，喘息の状態に影響するようである。不十分または不適切な感情の表現を伴った非適応的な反応は発作と関連があるようである[41,59]。感情を表現する能力に欠けているような失感情症的な喘息患者は，喪失の状況に脆弱である可能性がある。心理教育的なグループは，互いに助け合い，効率が良いと報告されている[45]。

　喘息に対する身体的・心理的影響の関連に取り組む研究者の多くは，喘息発作の病因は多要因であるとみている。その中でも，感染，アレルギー，感情的ストレスの三つがよくとりあげられている[71,73]。これらの因子が同時におこると喘息エピソードが誘発されると考えられた。喘息の病因として，心理的か生理的かといった単一の概念では不完全であると考えられるようになっている。

たとえば，子供の喘息による死亡は，生理学的，薬理学的，対人関係因子から相互依存的に構成される脆弱な環境が壊れたことによっておこると解釈する研究者もいる[24]。デンバーの国立ユダヤ・センターの研究グループは，喘息の子供への抑うつの影響を調べ[51]，死亡率の増加は上記の3因子の合併と相関し，副交感神経経路が重要なメカニズムである可能性を報告している（B. Miller, personal communication, June 1989）。

慢性閉塞性肺疾患（COPD）

COPDは喘息ほど調査研究されていない。前方視的研究，生理学的な基礎を置いた研究が不足しているが，重要な臨床的経験が報告されている[2,12]。

COPD患者の性格特徴と感情特徴が多くの研究によって確認されている[74]。ある性格的「タイプ」はCOPD患者ではよくみられると一旦は考えられたが，それは病因や慢性化因子ではなく，重篤な慢性疾患への反応とみなされるようになった。

客観的な生理学的指標が変化なく正常範囲でも，呼吸困難のようなCOPDの症状は大きく変化する。気道抵抗のような臨床的測定にみあわない呼吸困難は，抑うつ，不安，「ヒステリー」の状態が重なっているか，それらの状態によって持続している可能性がある[9]。症状に対する影響だけでなく，気分や意欲の障害によって，COPD患者の機能状態が悪化することもある。性格障害や発達過程の混乱が，患者の機能障害に影響を与えるとの報告がある[27,63]。さらに，行動上のレベルでは，呼吸停止や緊急を要するような体験が，感情を制御できなくさせたり，呼吸困難をさらに悪化させている可能性がある。COPDと喘息の患者では，性交の間におこる呼吸困難を呼吸器疾患の再発の前兆と解釈する傾向がある。そのため，他者との親密な関係を作らないようにする患者がいる。このことは，現在および将来の対人関係に大きな影響を与えるだろう。感情と身体活動の抑制をする習慣が過度になると，抑制，機能の低下，さらなる感情と身体活動の抑制という悪循環がおこる[18]。非適応的回避反応は，広範な対人関係を制限し，怒りのような強い感情を分離・抑圧することになる[19]。そのような患者は，元来の呼吸器の状態が明らかに悪化するために，日常の生活を行おうとせず，心臓血管系の安定を失うであろう[21]。

COPDで慢性の人工呼吸に依存する患者の調査では,元来の心理的傾向よりも,長期人工呼吸による心理的な続発症に焦点があてられるのが通常である。このような患者は高齢であることが多く,神経心理的機能が動脈血酸素によって変動しやすく,それに伴う気分の変化が身体的状態の変化の原因か結果であるかが不明なままである。死の恐怖,自暴自棄,分離,経済的困難,自己像の変化,呼吸器自己切断などの,人工呼吸への依存に伴う心理的問題が知られている。人工呼吸初期は呼吸苦,呼吸数,呼吸動作感が訴えられ,機械的な換気がさらに必要になることがある[43]。

患者の人工呼吸への強い要求が家族に及ぼす影響を,多くの研究者が報告している。「対処能力」は,患者と家族によるものと考えられ,人工呼吸からの離脱のための最も重要な要素であるとみられている[67]。最もうまくいく特性もしくは適応的な防衛機制は,不安の意識的体験を軽減することである[22,52,68]。「高いモチベーション」,「楽天主義」,「機略縦横」,「柔軟」,「功利主義」,「感情が極端になることを避ける」などによって,患者,家族は慢性の人工呼吸の変化に富む体験をうまく対処できる[75]。このような性向の人であれば,慢性のストレス体験をうまく耐えることができるであろう。学習能力を有することと病前の重い精神病理がないことが,長期の予後の良好な指標であると考えられている[28,29]。

リウマチ類縁疾患

関節リウマチ

関節リウマチは,喘息と並んで,古典的な心身症疾患であり,多くの歴史的な研究がある。喘息の場合と同じように,患者と内科医は病気の発症と増悪に強い心理的ストレスが関連していると感じている。

病態生理について考察しておくことは,この章での文献的検討への理解を深めると考えられる。関節リウマチの詳細な病因はわかっていない。しかし,免疫的な基礎が関与していることは広く認められている。微小血管の損傷などが,病理過程の初期段階である。滑膜の増殖が続いて起こり,その組織の炎症反応

を繰り返すことになる。限局した抗体産生に引き続き，リウマチ諸因子と各種 IgG が形成される。補体の活性化に引き続き，血管内液と細胞成分の関節への浸潤がおこる。蛋白融解酵素が放出され，蛋白破壊と炎症の増悪に至る。免疫複合体が関節外でも病理的な作用をしていると考えられている[34]。ヒト白血球抗原（HLA）の DR4 がリウマチと強い関連があることから，免疫欠損のような遺伝的体質を示唆される。この関連は，白人，黒人，日本人，スペイン人には高く，ユダヤ人には低い[53]。

初期の心理学的研究の多くは，リウマチに罹患しやすい性格特徴もしくは再発をしやすい性格特徴を明らかにするため，「リウマチ性格」を定義しようと試みた。関節リウマチ患者は，自己犠牲的，自虐的，抑制的，完全主義，内気とみられていた[55,56]。関節リウマチ患者は感情をうまく扱えないとされた[66]。女性患者では，怒りと女性性を抑圧していると記述された。男性患者は，抑うつ的傾向が強いとされた。一般人口と比較し，関節リウマチ患者は「神経症」的で，人に好まれるように振る舞い，精神的変調を起こしやすいと報告された[26]。しかし，いくつかの研究では，その違いが見出されていない[11,13]。

病気への種々の心理的反応が記載されてきた。その反応は疾患の再発や悪化と関与している可能性があると多く指摘されている。疾患とその治療に対する反応には，リハビリテーションの効果にも影響を与える適応的，非適応的態度が含まれている[39,46,49]。

うつは，病気が判明し，病気によって生活が障害されたことによって引き起こされる可能性があり，また，うつによって，自身のケアをしなくなったり，機能回復への潜在的能力が妨げられたりすることがある。心理的テストを行うと，関節リウマチ患者の 40-50％で抑うつが認められる[32]。心理的性格特徴は，心気傾向，ヒステリー傾向が高く，精神病なスケールが高くなることはまれであり，他の慢性疾患患者の特徴と類似している[58]。

動けなくなるという重要な体験について調べた多くの研究があり[54]，高齢者ではより注目されたが[62]，悲嘆反応に対する治療の調査はほとんどない。それは，たとえば，うつ状態への治療は，寛解率への明確な効果があったり，リハビリテーションへの参加が向上するのかどうかということである。

リハビリテーションに悪影響を与える他の心理的要因としては，やる気のな

さ，「理解力の欠如」，痛みとは関連のない不快な気分，自我機能低下，衝動コントロールの低さがあげられる[54,62]。リハビリテーションに積極的で，目標設定が柔軟で適応的であると，治療結果が良好であった[72]。

これまで述べてきた関節リウマチの経過に影響を与える心理的要因は現象学的な体験をまとめたものであり，いわば疾患の臨床的な外観を調査したものであった。他のレベルでは，関節リウマチでは，自己免疫の過活動，つまり身体の防衛機構が自己に不適切に向かうことが，病態生理機制として重要であると広く認められている免疫システムによる疾患である。関節リウマチ患者，他の免疫疾患患者，実験動物を対象として，免疫システムと神経システムの連鎖を示唆する現象が研究されてきた。互いに入り組んだシステムの心理生物学的相互関係について，結果，問題点，疑問点のいくつかを以下に述べる。この領域の成果は，関節リウマチと他の免疫疾患患者に関係してくるであろう。

70年代より，感情が免疫機能に与える影響を調べる研究が急激に増えた。不整脈や心筋梗塞のような急性の「ストレス」によって起こるとされるいくつかの障害では，免疫機能の明確な異常は認められていない。一方，伝染性単核球症，感冒，インフルエンザ，癌，多発性硬化症のような強いストレスを受けた後に発症もしくは増悪するような疾患は免疫系の過活動もしくは機能低下の複雑な組み合わせによって起こるとも考えられている[50]。

60年代後半に，健康に対してストレスが与える影響を調査したHolmesらの古典的研究がなされた[36]。伴侶の死が，健康へ最も悪影響を与える生活上のストレスとされた。その後，伴侶に死別された人は癌の発生率が高いことから，免疫系を介したメカニズムから死別の健康への悪影響が説明された。

この領域の研究は，ライフイベントとそれに関連する感情が免疫機能にどのように影響するのかを明らかにしようとしたが，それらの成果を臨床に応用するにはほど遠いと言わざるを得ない。ストレスと癌についても結果が一貫せず，研究方法に問題があり洗練されていなかった[6]。癌の発症に関連するとされた免疫監視システムに与える感情の影響に関する初期理論は，癌の自然進展という理論による免疫監視システム研究が基になっていた。現在ではこの関連に疑問が投げかけられてきている。

免疫監視システムと腫瘍細胞をコントロールするナチュラル・キラー細胞

（NK細胞）の活動[38]の重要性がわかってきたが，その心理的健康との関係は非特異的であまり強くないようである[35]。ストレスそのものの性質よりもむしろストレスへの反応が，引き起こされる免疫反応の質と効力を決定するのに最も重要であるようである[17]。加齢，睡眠不足，マラソン，蛋白とカロリーのバランスの悪い食事，大量の喫煙，アルコール摂取，鎮痛剤嗜癖などの種々の身体的活動とライフイベントに伴う細胞免疫機能の研究が行われてきたが，この詳細は他の総説に譲りたい[10]。

心理学的領域から分子レベルにわたる研究に基づいて，免疫の精神神経調節について，多数の見解が提案されている[50]。以下にその主要なものを列記する。

1. パブロフの実験のような条件づけによって，免疫反応が抑制もしくは促進される[1]。
2. 大脳皮質，視床下部，中脳内側縫線核などの脳部位の刺激または破壊によって免疫機能が特異的な影響を受ける。これらの免疫的効果は偏側性である[50,60]。
3. 免疫システムの実質組織は，神経内分泌システムの広範なマーカーを含んでおり，自律神経システムから刺激を受ける。ノルアドレナリン神経繊維には脾臓のリンパ球に伝達網がある。交感神経切除が実験的な自己免疫性重症筋無力症を悪化させることから[5]，交感神経システムはある種の免疫反応を抑制する効果があるようである。
4. 免疫実質組織は，βアドレナリン作用物質，アセチルコリン，ドーパミン，血管作動性腸管ポリペプチドのようなストレスによって放出されるポリペプチド神経伝達物質とホルモンに結合することによって，受容体分子の作用をする[5]。
5. 多数の神経伝達物質とホルモンは，免疫反応の際に，リンパ球数とその反応性に影響を与える[31]。
6. 神経制御システムと同じような様式で，視床下部と下垂体は免疫システムからのフィードバックを受けている。免疫システムの切除は腹内側視床下部と大脳皮質の脳波に影響を与える[8,15]。

7. 関節リウマチに関してより特異的なこととしては、除神経によって関節炎を起こしている四肢を軽快させることから、自律神経系などの神経系の免疫システムとの連鎖が示唆されている。関節リウマチが起こる以前に麻痺があると、関節リウマチの長期罹患しても、その麻痺側はリウマチ性の変化を受けないことがある[61,66]。

免疫システムと脳の関係は相互的であり、corticosteroid 濃度の変化、prostaglandins、opiates などが情報伝達物質として提案されている。非特異的媒介物質には食細胞系統から分泌される物質も含まれているようである[44]。

このように、関節リウマチに影響を与える心理的要因の研究では、二つの分野での進展がさらに必要となっている。ひとつは、これまで行われてきたような臨床研究を方法論的に洗練して行うことであり、もう一つは、これまで長年にわたり患者と内科医が報告してきたことへの理論的裏打ちを与える可能性のある神経免疫研究である。

結合組織炎

結合組織炎はよく診断されるが、その詳細がはっきりしない疾患単位である。症状は、広範な筋肉痛、睡眠障害、圧痛などである。確立された診断基準はないが、僧帽筋の上部と第2肋軟骨接合部に特異的圧痛点があることでおおよそ診断できるであろう。抑うつ感情のような感情的苦痛がこのような患者では一般的であると考えられているが、これはその苦痛に対する十分な説明と治療への期待が繰り返し裏切られたためもあるのではないかと考える研究者がいる。患者の 10-56％でノンレム期の睡眠障害と日中の倦怠感を認める[33]。研究ごとの対象患者の基準が一貫していないが、結合組織炎患者では心理テストを行うと高い抑うつスコアを示す。

三環系抗うつ薬による睡眠障害の治療は多くの患者に有益である[33]。鎮静的セロトニン賦活物質がよく推奨される[30]。この治療反応性と第一親等に「うつ的特質」の有病率が高いことから[30]、結合組織炎は「うつ等価的」といわれてきた。この曖昧な用語は、結合組織炎でみられる混沌とした「精神が身体に出会う」ような領域で、問題の明確化を避けるために使われている。

結論と提言

　患者と医師は身体疾患と感情の相互依存的関係を信ずる必要はないが，その関連の性質を知ることはより良い治療の一助となるであろう。

　喘息とCOPDでは，患者の生活上の感情的出来事の時間的因果関係と疾患の病状変化を詳細に調べる前方視的研究が必要である。COPDの研究では，ことに，COPDの増悪に先行する心理的因果関係とも考えられてきた心理的出来事をより慎重に調査すべきである。これは心理的因果関係がないと言いたいのではなく，心理的ライフイベントの病因的な連鎖のより早期のものに注目する必要があると言いたいのである。喘息では信頼性のある有用な動物モデルの研究が続けられ，ストレスとその喘息の活動性への影響を詳細に調査できるようになるかもしれない。病態の程度が同一であることが多い双生児の喘息に注目すると，疾患の経過への人格構造の影響を解き明かすことができるかもしれない。

　関節リウマチの心理的関連に焦点を当てた研究では後方視的研究がほとんどであったことが問題である。ここでは，喘息の研究と同様の提言をしたい。幼児期の関節リウマチは成人のものとの異同が明確でなかったため，幼児期からの長期の研究ができなかった。疾患の重症度と精神科治療介入への反応性の指標としてリウマチ因子を測定する研究計画には，手順と定義のより一貫した適応が必要である。たとえば，ストレスのある出来事との関連ではリウマチ因子を測定する時期を厳密にする必要があり，また，corticosteroidのような処方されている薬のリウマチ因子に対する異化作用と同化作用に一層注意すべきであろう。

　関節リウマチなどの免疫学的基礎研究でも，何を「ストレス」というのか，強いストレスとはなにかといった定義に一貫性がないことが主要な方法論上の問題である。社会的・精神科的諸要素は免疫学的諸要素よりも定義がはっきりしていないのである。ストレス関連のホルモンの採取方法にしても，ストレスのある出来事との時間的関連に問題がある[50]。

　ストレスのある心理的出来事の統一した定義を使用したきちんとコントロールされた前方視的研究によって，呼吸器疾患やリウマチ類縁疾患に与える心理

的影響力の機能をより理解できるようになるであろう。

文　献

1) Ader R: Behaviorally conditioned modulation of immunity, in Neural Modulation of Immunity. Edited by Guillemin RG, Cohen M, Melnechuk T. New York, Raven, 1985, pp 1–21
2) Agle DP, Baum GL: Psychological aspects of chronic obstructive pulmonary disease. Med Clin North Am 61:749–758, 1977
3) Alexander F: Psychosomatic Medicine: Its Principles and Applications. New York, WW Norton, 1950
4) American Psychiatric Association: Diagnostic and Statistical Manual of Mental Disorders, 4th Edition. Washington, DC, American Psychiatric Association, 1994
5) Angeletti RH, Hickey WF: A neuroendocrine marker in tissues of the immune system. Science 230:89–90, 1985
6) Anisman H, Zacharko RM: Stress and neoplasia: speculations and caveats. Behavioral Medicine Update 5:27–35, 1983
7) Bengtsson U: Emotions and asthma, I. European Journal of Respiratory Disease Suppl 136:123–129, 1984
8) Blalock JE, Smith EM: A complete regulatory loop between the immune and neuroendocrine systems. Federation Proceedings 44:108–111, 1985
9) Burns BH, Howell JBL: Disproportionately severe breathlessness in chronic bronchitis. Q J Med 38:277–294, 1969
10) Calabrese JR, Kling MA, Gold PW: Alterations in immunocompetence during stress, bereavement, and depression: focus on neuroendocrine regulation. Am J Psychiatry 144:1123–1134, 1987
11) Cassileth BR, Lusk EJ, Strouse TB, et al: Psychological status in chronic illness: a comparative analysis of six diagnostic groups. N Engl J Med 311:506–511, 1984
12) Clark RJH, Cochrane GM: Effect of personality on alveolar ventilation in patients with chronic airways obstruction. Br Med J 1:273–275, 1970
13) Crown S, Crown JM, Fleming A: Aspects of the psychology and epidemiology of rheumatoid disease. Psychol Med 5:291–299, 1975
14) Cugell DW, Fish JE (eds): Beta-2 adrenergic agents and other drugs in reversible

airways disease. Chest 73 (suppl):913–1002, 1978
15) Dafny N, Dougherty P, Pellis NR: The effect of immunosuppression and opiates upon the visual evoked responses of cortical and subcortical structures. Society for Neuroscience Abstracts 11:907, 1985
16) DeArujo G, Van Arsdel PO, Holmes TH: Life change, coping ability and chronic extrinsic asthma. J Psychosom Res 17:359–363, 1973
17) DeLisi LE, Crow TJ: Is schizophrenia a viral or immunological disorder? Psychiatr Clin North Am 9:115–132, 1986
18) Dudley DL, Martin CJ, Holmes TH: Dyspnea: psychological and physiological observations. J Psychosom Res 11:325–339, 1968
19) Dudley DL, Glaser EM, Jorgenson B, et al: Psychosocial concomitants to rehabilitation in chronic obstructive pulmonary disease, I: psychosocial and psychological considerations. Chest 77:413–420, 1980
20) Dunbar F: Mind and Body: Psychosomatic Medicine. New York, Random House, 1947
21) Fishman DB, Petty TL: Physical, symptomatic, and psychological improvement in patients receiving comprehensive care for chronic airway obstruction. J Chronic Dis 24:775–785, 1971
22) Ford CV: The Somatizing Disorders: Illness as a Way of Life. New York, Elsevier Biomedical, 1983
23) French TM, Alexander F: Psychogenic factors in bronchial asthma. Psychosomatic Medicine Monographs, Vol 4, 1941, pp 82–101
24) Friedman MS: Psychological factors associated with pediatric asthma death: a review. J Asthma 21:97–117, 1984
25) Gantt WAH: Experimental basis for neurotic behavior. Psychosomatic Medicine Monographs, Vol 3, 1944, pp 62–81
26) Gardiner BM: Psychological aspects of rheumatoid arthritis. Psychol Med 10:159–163, 1980
27) Geddes DM: Chronic airflow obstruction. Postgrad Med J 60:194–200, 1984
28) Gilmartin M, Make B: Home care of the ventilator-dependent person. Respiratory Care 28:1490–1497, 1983
29) Gilmartin ME: Patient and family education. Clin Chest Med 7:619–627, 1986
30) Goldenberg DL: Psychological studies in fibrositis. Am J Med 81:67–70, 1986
31) Hall NR, Goldstein AL: Neurotransmitters and host defense, in Neural Modulation of Immunity. Edited by Guillemin RG, Cohen M, Melnechuk T. New York, Raven, 1985, pp 143–156
32) Halliday JL: Psychological aspects of rheumatoid arthritis. Proceedings of the Royal Society of Medicine 35:455–457, 1942

33) Hardin JG: Fibrositis, in Clinical Rheumatology. Edited by Ball GV, Koopman WJ. Philadelphia, PA, WB Saunders, 1986a, pp 315–318
34) Hardin JG: Rheumatoid arthritis, in Clinical Rheumatology. Edited by Ball GV, Koopman WJ. Philadelphia, PA, WB Saunders, 1986b, pp 63–88
35) Heisel JS, Locke SE, Kraus LJ, et al: Natural killer cell activity and MMPI scores of a cohort of college students. Am J Psychiatry 143:1382–1386, 1986
36) Holmes TH, Rahe RH: The social adjustment scale. J Psychosom Res 11:213–218, 1967
37) Hudgel DW, Cooperson DM, Kinsman RA: Recognition of added resistive loads in asthma: the importance of behavioral styles. Am Rev Respir Dis 126:121–125, 1982
38) Irwin M, Daniels M, Bloom ET, et al: Life events, depressive symptoms, and immune function. Am J Psychiatry 144:437–441, 1987
39) Kahana RJ, Bibring GL: Personality types in medical management, in Psychiatry and Medical Practice in a General Hospital. Edited by Zinbi RGN. New York, International Universities Press, 1964, pp 108–123
40) Karol C: The role of primal scene and masochism in asthma. International Journal of Psychoanalytic Psychotherapy 8:577–592, 1980–1981
41) Knapp PH: The asthmatic and his environment. J Nerv Ment Dis 149:133–151, 1969
42) Knapp PH, Mathe AA: Psychophysiologic aspects of bronchial asthma: a review, in Bronchial Asthma: Mechanisms and Therapeutics. Edited by Weiss EB, Segal MS, Stein M. Boston, MA, Little, Brown, 1985, pp 914–931
43) LaFond L, Horner J: Psychosocial issues related to long-term ventilatory support. Problems in Respiratory Care 1:241–256, 1988
44) Lancet: Depression, stress, and immunity (editorial). Lancet 1:1467–1468, 1987
45) Lehrer PM, Sargunaraj D, Hochron S: Psychological approaches to the treatment of asthma. J Consult Clin Psychol 60:639–643, 1992
46) Lipowski ZJ: Physical illness, the patient and his environment: psychosocial foundations of medicine, in American Handbook of Psychiatry, 4th Edition. Edited by Arieti S. Baltimore, MD, Williams & Wilkins, 1975, pp 1263–1277
47) Mascia A, Frank S, Berkman A, et al: Mortality versus improvement in severe chronic asthma: physiologic and psychologic factors. Ann Allergy 62:311–317, 1989
48) Mathe AA, Knapp PH: Decreased plasma free fatty acids and urinary epinephrine in bronchial asthma. N Engl J Med 281:234–238, 1969
49) Meenan RF: The impact of chronic disease: a sociomedical profile of rheumatoid arthritis. Arthritis Rheum 24:544–549, 1981

50) Melnechuk T: Emotions, brain, immunity, and health: a review, in Emotions and Psychopathology. Edited by Clynes M, Panksepp A. New York, Plenum, 1988, pp 181–248
51) Miller BD, Strunk RC: Circumstances surrounding the deaths of children due to asthma: a case-control study. Am J Dis Child 143:1294–1299, 1989
52) Miller JF: Patient power resources, in Coping With Chronic Illness: Overcoming Powerlessness. Edited by Miller JF. Philadelphia, PA, FA Davis, 1983, pp 1–13
53) Miller ML, Glass DN: The major histocompatibility antigens in rheumatoid arthritis and juvenile arthritis. Bull Rheum Dis 31:21–25, 1981
54) Molodofsky H, Chester WJ: Pain and mood patterns in patients with rheumatoid arthritis. Psychosom Med 32:309–317, 1970
55) Moos RH: Personality factors associated with rheumatoid arthritis: a review. J Chronic Dis 17:41–55, 1964
56) Moos RH, Solomon GF: Personality correlates of the rapidity of progression of rheumatoid arthritis. Ann Rheum Dis 23:145–151, 1964
57) Plutchik R, Williams MH, Jerrett I, et al: Emotions, personality, and life stresses in asthma. J Psychosom Res 22:425–431, 1978
58) Polley HF, Swenson WN, Steinhilber R: Personality characteristics of patients with rheumatoid arthritis. Psychosomatics 11:45–49, 1970
59) Rees L: Physical and emotional factors in bronchial asthma. J Psychosom Res 1:98–114, 1956
60) Renoux G, Biziere K, Renoux M, et al: Consequences of bilateral brain neocortical ablation on imuthiol-induced immunostimulation in mice. Ann N Y Acad Sci 496:346–353, 1987
61) Rodnan GP (ed): Primer on rheumatic diseases. JAMA (special issue) 224:662–812, 1973
62) Rosillo RH, Vogel ML: Correlation of psychological variables and progress in physical rehabilitation, IV: the relation of body image to the success of rehabilitation. Arch Phys Med Rehabil 52:182–186, 1971
63) Sandhu HS: Psychosocial issues in chronic obstructive pulmonary disease. Clin Chest Med 7:642–649, 1986
64) Schiavi R, Stein M, Sethi BB: Respiratory variables in response to a pain-fear stimulus and in experimental asthma. Psychosom Med 13:254–261, 1951
65) Sharma S, Nandkumar VK: Personality structure and adjustment pattern in bronchial asthma. Acta Psychiatr Scand 61:81–88, 1980
66) Silverman AJ: Rheumatoid arthritis, in Comprehensive Textbook of Psychiatry, 4th Edition. Edited by Kaplan HI, Sadock BJ. Baltimore, MD, Williams & Wilkins, 1985, pp 1185–1198

67) Sivak ED, Cordasco EM, Gipson GT, et al: Home care ventilation: the Cleveland Clinic experience from 1977 to 1985. Respiratory Care 31:294–301, 1986
68) Strain JJ: Psychological Intervention in Medical Practice. New York, Appleton-Century-Crofts, 1978
69) Teiramaa E: Psychic factors and the inception of asthma. J Psychosom Res 23:253–262, 1979
70) Teiramaa E: Psychosocial factors, personality, and acute-insidious onset asthma. J Psychosom Res 25:43–49, 1981
71) Tunsater A: Emotions and asthma, II. Eur J Respir Dis Suppl 136:131–137, 1984
72) Vogel ML, Rosillo RH: Correlation of psychological variables and progress in physical rehabilitation, III: ego functions and defensive and adaptive mechanisms. Arch Phys Med Rehabil 52:15–21, 1971
73) Weiner H: Psychobiology and Human Disease. New York, Elsevier, 1977
74) Weiner H: Respiratory disorders, in Comprehensive Textbook of Psychiatry. Edited by Kaplan HE, Freedman AM, Sadock FJ. Baltimore, MD, Williams & Wilkins, 1985, pp 1159–1169
75) Weisman AD: Coping with illness, in MGH Handbook of General Hospital Psychiatry. Edited by Hackett T, Cassem N. Littleton, MA, PSG Publishing, 1987, pp 297–308

第8章訳者注

喘息
1) Huovinen, E., Kaprio, J., & Koskenvuo, M. (2001) Asthma in relation to personality traits, life satisfaction, and stress : a prospective study among 11,000 adults. Allergy, 56 (10), 971-977.
女性において外向性は喘息発生の危険因子になり、喘息が生活の満足度を低下させ、神経症傾向を高めることを明らかにした長期にわたる大規模な疫学研究。
2) Kolbe, J., Vamos, M., Fergusson, W., & Elkind, G. (1998) Determinants of management errors in acute severe asthma. Thorax, 53 (1), 14-20.
喘息発作を起こすのに患者の喘息への対処に問題が多くそれが心理社会的な要因と関連することを明らかにし、今後の研究課題として重要であることを示した論文。
3) Rimington, L. D., Davies, D. H., Lowe, D., & Pearson, M. G. (2001) Relationship between anxiety, depression, and morbidity in adult asthma patients. Thorax, 56 (4), 266-271.
喘息患者114人を対象に、peak expiratory flow などの喘息の状態と QOL・不

安・抑うつとの関連を洗練された方法論で呈示した論文。
4) Sandberg, S., Paton, J. Y., Ahola, S., McCann, D. C., McGuinness, D., Hillary, C. R., & Oja, H. (2000) The role of acute and chronic stress in asthma attacks in children. Lancet, 356 (9234), 982-987.
慢性複合的なストレス状況が続いている中で，新たなストレスがあると数週間以内に喘息発作が起こりやすくなることを明らかにした小児喘息研究。
5) Wright, R. J., Rodriguez, M., & Cohen, S. (1998) Review of psychosocial stress and asthma : an integrated biopsychosocial approach. Thorax, 53 (12), 1066-1074.
心理社会的ストレスと喘息の関係を包括的に述べた総説。

リウマチ類縁疾患
1) Evers, A. W., Kraaimaat, F. W., van Riel, P. L., & Bijlsma, J. W. (2001) Cognitive, behavioral and physiological reactivity to pain as a predictor of long-term pain in rheumatoid arthritis patients. Pain, 93 (2), 139-146.
関節リウマチの長期にわたる痛みと神経症傾向との関連を認知─行動─生理的反応の相互作用の観点から調査した研究。
2) Persson, L. O., Berglund, K., & Sahlberg, D. (1999) Psychological factors in chronic rheumatic diseases--a review. The case of rheumatoid arthritis, current research and some problems. Scand J Rheumatol, 28 (3), 137-144.
慢性関節リウマチ患者の心理的要因について包括的文献的検討を行い今後の課題を提示している総説。
3) Sharpe, L., Sensky, T., Timberlake, N., Ryan, B., Brewin, C. R., & Allard, S. (2001) A blind, randomized, controlled trial of cognitive-behavioural intervention for patients with recent onset rheumatoid arthritis : preventing psychological and physical morbidity. Pain, 89 (2-3), 275-283.
認知行動療法の関節リウマチ患者への効果を測定した論文。
4) Smyth, J. M., Stone, A. A., Hurewitz, A., & Kaell, A. (1999) Effects of writing about stressful experiences on symptom reduction in patients with asthma or rheumatoid arthritis: a randomized trial. Jama, 281 (14), 1304-1309.
ストレス体験を記述表現する心理的アプローチが喘息と関節リウマチの症状を軽減する効果が4ヶ月以上持続することを示した研究。
5) Zautra, A. J., & Smith, B. W. (2001) Depression and reactivity to stress in older women with rheumatoid arthritis and osteoarthritis. Psychosom Med, 63 (4), 687-696.
女性関節リウマチ患者を対象として，抑うつは痛みを強め，ストレスへの反応性亢進と相乗的に痛みを増強させることを明らかにした研究。

第9章

終末期腎疾患

James L. Levenson, M.D.
Susan Glocheski, M.D.

　終末期腎疾患(End-stage renal disease〔ESRD〕)への治療の進歩に伴い，透析と移植の心理社会的，精神医学的側面に強い関心が払われてきた[15,33,34]。この章では，慢性腎疾患の経過へ影響を及ぼす心理的要因について文献的考察を行いたい。ESRD 患者の精神障害ことに感情障害の有病率と異なる治療をした場合(透析・腹膜透析・腎移植・在宅での透析か施設での透析かなど)の心理社会的な生活の質(QOL)の比較が主な話題である。ESRD の転帰に影響を与える心理的要因の系統的研究は，うつ病とコンプライアンスの悪さに注目してきた。透析からの離脱の問題，心理的要因の効果を媒介する機制，今後の研究の方向についても述べる。
　標準的な参考文献を検討した[15,33,34,35]。確立した妥当性のある評価法を利用した研究のみ取り上げた。適切な標本数とバイアスおよび交絡因子(病気の重症度など)をコントロールしている厳しい基準を満たす研究が少ないため，そのような基準はあえて採用しなかった。

精神障害の有病率

　ESRD 患者の精神病理に関する有病率を系統的に調査した研究の多くは，うつに焦点を絞っている。初期の研究では，透析患者のうつの有病率は 0％[66]から 100％[45]と大きな隔たりがあった。この違いはうつの定義と診断基準の違いにあると考えられる。例えば，透析をしている ESRD 患者に対する Smith ら[58]の研究では，うつを示す患者の比率は，Beck うつ評価尺度（Beck Depression Inventory）では 47％，感情多軸チェックリスト（Multiple Affect Adjective Checklist）では 10％，DSM-Ⅲ診断基準では 5％であった。感情障害と精神分裂病のための診断手順（Schedule for Affective Disorders and Schizophrenia：SADS）を利用して病院での血液透析患者を調べ[21]，研究のための診断基準（Research Diagnostic Criteria：RDC）[60]を使用したところ，17.7％が神経症性うつ病であり，6.5％が大うつ病の診断基準に合致していた。

　3 ヶ月以上の血液透析または腹膜透析をうけている患者では，DSM-Ⅲの診断基準の大うつ病：8.1％，気分変調障害：6.1％であった[12]。自宅で透析を始めた患者を評価すると[36]，18％の患者が DSM-Ⅲのうつ病の基準を満たした。以上の有病率は一般人口を対象とした疫学調査[44]と比較して高いが，他の慢性疾患と同等の有病率であった[28]。

　これらの研究を互いに比較したり，一般化するには重大な問題が多く存在する。「病院での血液透析」のように治療方法と場所を一つに絞っている研究がある一方，それらを混合した研究がある。ESRD で異なる治療法を受ける患者では心理社会的適応が異なるので，上記のような対象が違うと結果の解釈が困難になる。ある研究では精神障害のその時点だけの有病率を調べ，他の研究では生涯有病率を調べている。また，透析導入初期を調査した研究があるかと思うと，長期透析の患者を調査したものがある。さらに，透析の開始からの時期を統一しないで調査した研究もある。このような標準化の欠如は，有病率・発症率のバイアスになる[32]。心理的適応の程度によって ESRD の治療経過が実質的に変わることは，腎臓専門医や内科医にはよく認識されていることである[31]。人種，性，年齢のような背景因子の違いや，治療の場所が研究機関か地域か，都会か田舎かなどが記述されていなくてはならないのだが，いつも十分な記述

があるわけではない。
　さらに、ESRDのうつ病の有病率の研究にはいくつかの問題がある。透析患者では、身体的症状がうつ病的な感情と強く関連しているのだが[3]、その原因は不明確なままである。尿毒症そのものが、いらいら、食欲減退、不眠、知覚低下、無気力、倦怠感、集中力困難を引き起こす。透析患者では、尿毒症をどれだけ改善できているかによっても差がある。そのため、ESRDのうつ症状のいくつかは、うつではなく、尿毒症治療が不完全であることによるものである可能性がある[20]。さらに、ESRD患者ではうつ状態に類似もしくは器質性気分障害を引き起こす種々の身体合併症（貧血、電解質バランスの乱れ、SLEのような基礎疾患など）を持っている。降圧剤、corticosteroid、抗炎症剤、metoclopramide、鎮静睡眠薬などのように、うつ状態をおこす副作用のある薬物を服用していることがある。身体疾患や薬剤による身体症状を考慮して構造化診断法を修正することによって、これらの重要な交絡因子に取り組んだ研究もある[21]。

生活の質（QOL）：どのような治療が最良か？

　透析と腎移植の心理社会的QOLを比較した研究が多数ある。腎移植患者では79％が健常水準の心理社会的な機能であったが、透析患者では47-59％であった[17]。腎移植患者は透析患者と比して、主観的および客観的測定ともにQOLが良好であった。このQOLの違いは、背景因子と身体医学的特性をコントロールしても認められた。一般健康調査票（General Health Questionnaire：GHQ）を用いた調査[43]によると、透析患者群では腎移植患者群と健常対象群と比較して不健康の比率が高かった。その内容は、感情のコントロール喪失や抑うつが主であった。オーストリア[38]とドイツ[68]でも腎移植の方がQOLが良かった。小児ESRD患者でも同じような結果であった[7,47]。一方、もっと高齢で病状が重い人を対象にした研究[27]では、透析と移植での精神疾患罹患率に差がなかった。31人ずつの腎移植患者と透析患者について、治療期間、年齢、教育歴、家族状態をマッチングして比較したところ、両者の心理的適応は同等であった[51]。最後に、これらの研究が、QOLが最も悪くなるはずの腎移植が失

敗時の影響については言及していないことを記しておく[6]。

　透析の仕方によるQOLを比較したいくつかの研究がある。背景因子と身体的因子の違いを考慮しても、連続携帯型腹膜透析（CAPD）が血液透析よりもQOLと認知機能をよく保っていた[65]。そして、子供の腎不全患者でも同様の結果であった[7]。他の研究では、両者に差はほとんど認められなかった[17,59]。CAPDと血液透析を在宅で行うか否かを比較したところ、在宅で行う方が心理社会的に優っていたが、その差違の程度は研究によって大きく異なっていた[17,59]。

　これらのQOLの研究では、比較と解釈を妨げる方法論的な限界がある。基本的な問題としては、治療選択におけるバイアスは十分認識されているのであるが、ESRD患者の治療で透析か移植かの選択を無作為に行うことは決してないことである[30,57]。このように、結果における全ての差異は、治療前の身体医学上、心理社会的、リハビリテーション、人口統計的な因子に関連している可能性がある。最近の研究では、統計的に補正を行おうとしているが、完全に補正することは不可能である。病院での血液透析、CAPD、腎移植、死後腎移植の四つの治療方法のESRD患者459人を対象にした研究でも、この点が強調されている[26]。この研究でQOLの差異が示されたが、背景因子、ESRDの原疾患、合併症を調整したところ、四つの治療法での有意差は減少し、QOLによる優劣の順番も変化した。

心理的要因と転帰研究

　ESRDにおいて、研究すべき有力な指標が多く存在する。たとえば、生存率、透析と食事療法コンプライアンスの適正度（血中の尿素窒素、クレアチニン、カルシウム、リン、透析間の体重増加、血圧などの諸検査によって測定される）、合併症（骨疾患、ブラッド・アクセスの問題、感染症、心膜炎等）などである。機能的転帰の指標は、QOL、健康のためのケア利用、雇用、家族安定性などがある。

抑うつ

　カナダの研究グループ[9,48,63]が、在宅血液透析患者285人の心理社会的要因と生存率の関係を調査した。19の生化学的臨床検査所見と年齢よりも、基本的

性格検査（Basic Personality Inventory）による抑うつが生存率の低下の強い予測因子であった[9]。Numanら[41]は透析期間が0から150ヶ月の透析患者53人を調査し，うつチェックリスト（Depression Adjective Checklist）による抑うつ症状が高い死亡率と頻回の入院と関連性があったと報告した。病院での血液透析患者47人を対象としたZiarnikら[67]の調査では，MMPI（Minnesota Multiphasic Personality Inventory）を透析導入前に施行し経過を調査をしたが，1年以内の死亡者はそれ以上生存した者と比較し，抑うつ的であったものが多かった。Shulmanら[54]が病院または在宅での透析患者64人を10年間の追跡調査したところ，年齢とBeckうつ評価尺度による抑うつ症状が身体医学的な諸因子よりも生存率の強い予測因子であった。

これらの研究の基本的弱点は，病気の重症度を測定していなかったり，コントロールをしていないことである。そのため，病気が重いとうつになりやすいという単純な結果である可能性がある。病気の重症度は，身体疾患における精神病理の研究では一般的な交絡因子である[32]。疾患の重症度をみる指標は多数あり[2]，ESRDに特異的な信頼性妥当性の確立した評価法も報告されている[13]。

他のいくつかESRD研究では，抑うつと生存期間の短縮の間に関連性があるとは認められなかったと報告されている。Devinsら[16]は，血液透析，CAPD，腎移植の97人を調査し，抑うつは生存率に影響を与えていないことが明らかにされた。この研究での患者は，生存期間が短くても生活に満足していたとされたが，それが否認の心理ではないかと考察されている。70歳以上の血液透析患者とCAPD患者78人を対象とした研究[24]でも，抑うつと生存率との間の関連をみいだすことはできなかった。

心理的要因と腎移植の転帰との関連を調査した研究報告は，対象が少なすぎて有意義な所見を示し得なかった報告[29]以外はなかったが，1990年に大規模で長期間の研究が発表された[64]。ESRD患者への心理社会的介入の結果を調べた研究では，対象選択が無作為でなかったり，ほとんどコントロールされていなかったりしたものが大半であった。Friendら[18]は，自然経過をみる非無作為型研究を行い，支持的グループに参加した透析患者群が，非参加透析患者群よりも，13の心理社会的，生理的因子を統計補正したうえでも，生存期間が長かったことを見い出した。この研究結果にしても，非無作為型研究であることと

併せて,グループに参加する時のデータとグループ参加期間の記述がないことから,慎重に解釈すべきである。

コンプライアンス

ESRDのコンプライアンスに影響を与える心理社会的要因には,患者の「ローカス・オブ・コントロール（locus of control）」[14],自己コントロールと自己効力感[52],家族問題[14],ソーシャルサポート[42]などがある。透析患者のコンプライアンスに関する研究においても,抑うつに関する研究と同様なさまざまな方法論的な問題が存在する。特に問題なのは,コンプラアンスが悪いことをどのように定義し測定するかである。患者の報告と内科医もしくは看護婦の印象によっている研究や,透析間の体重増加と血液生化学的変化の診療録記載を利用している研究がある。Manleyら[37]は,印象に頼ったコンプライアンスの定義では,コンプライアンスが悪いと評価することが多くなると述べている。

Cummingsら[14]は,心理社会的要因の中で,治療遵守行動の有効性と困難に対する患者の考え方が,家族問題とともに,コンプライアンスの程度の予測因子であることを明らかにした。この所見も,客観的なコンプライアンスというよりも主観的なコンプライアンスをみたものであった。23家族を対象とした家族機能の諸因子が病院での血液透析患者の生命予後に与える影響を調べたReissら[46]の研究では,意外なことに,家族問題解決力のスコアが高く,知的,収入,雇用状態などが良いことが,早期の死亡の予測因子であった。家族の諸因子と生存の関連をコンプライアンスの悪さから説明しようとした。しかし,他の研究でもコンプライアンスの悪さと生存期間について結果が得られたとはいえ,家族機能が高いとコンプライアンスが悪く早期の死亡が多いというのは,臨床的経験と合致せず,対象の少なさが問題ではないかと考えるべきであろう。コンプライアンスの悪さが透析患者の転帰に影響を与えることは臨床家ではよく認識されていることであるが,未だ十分に特徴がつかめていない。

腎移植患者に関する小規模な研究では,移植前のコンプライアンスの悪さが移植後のコンプライアンスの悪さと移植失敗と関連があることが明らかにされている[49]。コンプライアンスの悪い移植患者は良好なコンプライアンスの患者と比較すると,より抑うつ的で他の心理社会的問題も多く抱えている傾向があ

るようである[49]。

透析からの離脱

　長期透析患者が治療を中断したいと述べた場合,精神科にコンサルテーションがされることがある。ここでは経験的な報告に限るが,他の文献で,臨床的[19],リエゾン[56],倫理[23]の問題が論じられているので参照されたい。Neuら[40]は,1966年から83年までの1766人のERSD患者を対象に透析からの離脱を調査した。透析が9％で中止され,対象全体の死亡の22％を占めていたと報告した。透析から離脱した患者の半数は,治療に関する意思能力がなく,意思決定の代理者が必要であった。この155人の透析離脱者の内,わずか3人が自殺によるとされたが,精神科的評価が行われなかったので,実際よりも少なくなった可能性がある。カナダ[22]やオランダ[62]でも同様の内容であるが小規模な研究報告がなされている。透析患者に自殺率が極めて高いとする初期の研究では,自殺と合理的な透析離脱とを十分に鑑別していないことによって,自殺率が過大に見積もられていたと考えられる。現実の透析患者の自殺率は,未だ系統的には明らかになっていないし,治療離脱の決定に影響を与える可能性のある心理的要因に対し十分な注目が払われてこなかった。

心理的要因の影響のメカニズム

　現段階の研究状況からは,心理的要因がどのようにERSDの転帰に影響を与えるかは推論の域にとどまっている。ここでは,抑うつによる影響についてだけ言及する。臨床的な意義はまだ明確ではないが,抑うつが免疫機能に影響を与えることが明らかになっている[61]。抑うつによって引き起こされる免疫変化によって,少なくとも,透析および移植患者の感染を増加させる可能性がある。あまり理論的ではないが,臨床家には受けいれやすい仮説としては,抑うつ的なESRD患者は自分へのケアが不十分で,食事,服薬,透析のコンプライアンスが悪くなり,十分な医療をうけないという考えがある。抑うつはESRD患者のソーシャルサポートの乏しさと相関している可能性があるので[55],医学的転

帰に悪影響を与えるのかもしれない。しかし，この関係についても未だ実証されてはいない[8]。抑うつは鎮静薬使用を増加させるので，それが慢性腎不全の病因と悪化をもたらしているとする報告もある[50,53]。さらに，抑うつは喫煙，アルコールなどの物質乱用と関連があり，そのことによって罹患率と死亡率の増加の原因になっているとも考えられる。抑うつは，心筋梗塞[4]や有酸素運動の減少[11]などの医学的な合併症の危険因子でもあるので，ESRDの転帰に悪影響を与えるのかもしれない。最後に，抑うつは一般人口では死亡率を高める傾向があるので，慢性腎不全患者の抑うつの影響は非特異的である可能性がある[39]。

今後の課題

サイコネフロロジーは心理的要因が身体状態に与える影響を明らかにするための重要な分野であり，多くの草分け的研究がなされてきた。研究方法をより慎重に設定し，心理的要因が腎疾患に与える影響をより一層実証的に明らかにする必要がある。表9-1で示すような交絡因子を完全にコントロールするの

表9-1. 終末期腎臓疾患における交絡因子

疾患経過に影響する因子	一般的有害事象
血圧コントロール	ブラッドアクセスの感染
尿毒症の程度	ブラッドアクセスの不良
透析間の体重増加	移植組織の拒絶反応
コンプライアンス	
カルシウム/燐代謝	**治療方法**
全身疾患の合併	血液透析
（糖尿病, 末梢血管障害, 冠動脈疾患など）	血液濾過
腎疾患の原因	腹膜透析
調査時点までの罹患期間	移植
貧血	
そう痒症	**治療場所**
慢性疼痛	病院・施設
治療薬の副作用（降圧剤など）	自宅

は不可能かもしれないが，背景因子，治療方法，治療の時期，腎不全の原因，他の身体的，精神的合併症，喫煙，物質乱用，投薬内容などの違いをコントロールした研究が試みられるべきであろう。期間を比較する場合には，感情状態とQOLに影響を与えるESRD治療法の変化も考慮に入れる必要がある。

透析や移植を必要となる終末期までに至っていない慢性腎不全患者数が非常に多いにも関わらず，精神医学的研究がほとんどないことは驚くべきことである。このような患者では，腎不全の進行に関して食事の蛋白摂取[25]，血圧コントロール[5]などは多数調査されてきた。ERSDになる前の患者を調査する上で，抑うつとコンプライアンスの悪さは，非常に重要な共同因子である。ERSDへの全ての治療法に関して，抑うつとコンプライアンスの悪さの相互作用は今後の研究の重要な領域として残されている。抑うつに対するコントロールされた介入試験を行い，身体医学的，精神医学的，健康サービス上の転帰を調べることは価値がある。最後に，治療から離脱する患者に対し，構造化された精神医学的評価を用いた研究が必要であることを付け加えたい。そのような研究によってこそ，精神病理と合理的な意思決定の関係を十分に明らかにすることができるであろう。

文　献

1) American Psychiatric Association: Diagnostic and Statistical Manual of Mental Disorders, 3rd Edition. Washington, DC, American Psychiatric Association, 1980
2) Aronow DB: Severity-of-illness measurement: applications in quality assurance and utilization review. Medical Care Review 45:339–366, 1988
3) Barrett BJ, Vavasour HM, Major A: Clinical and psychological correlates of somatic symptoms in patients on dialysis. Nephron 55:10–15, 1990
4) Booth-Kewley S, Friedman HS: Psychological predictors of heart disease: a quantitative review. Psychol Bull 101:343–362, 1987
5) Brazy PC, Stead WW, Fitzwilliam JF: Progression of renal insufficiency: role of blood pressure. Kidney Int 35:670–674, 1989
6) Bremer BA, McCauley CR, Wrona RM, et al: Quality of life in end-stage renal

disease: a reexamination. Am J Kidney Dis 13:200-209, 1989
7) Brownbridge G, Fielding DM: Psychosocial adjustment to end-stage renal failure: comparing hemodialysis, continuous ambulatory peritoneal dialysis and transplantation. Pediatric Nephrology 5:612-616, 1991
8) Burton HJ, Lindsay RM, Kline SA: Social support as a mediator of psychological dysfunctioning and a determinant of renal failure outcomes. Clinical and Experimental Dialysis and Apheresis 7:371-389, 1983
9) Burton HJ, Kline SA, Lindsay RM, et al: The relationship of depression to survival in chronic renal failure. Psychosom Med 48:261-269, 1986
10) Canadian Erythropoietin Study Group: Association between recombinant human erythropoietin and quality of life and exercise capacity of patients receiving haemodialysis. BMJ 300:573-578, 1990
11) Carney RM, Wetzel RD, Hagberg J, et al: The relationship between depression and aerobic capacity in hemodialysis patients. Psychosom Med 48:143-147, 1986
12) Craven JL, Rodin GM, Johnson L, et al: The diagnosis of major depression in renal dialysis patients. Psychosom Med 49:482-492, 1987
13) Craven J, Littlefield C, Rodin G, et al: The Endstage Renal Disease Severity Index (ESRD-SI). Psychol Med 21:237-243, 1991
14) Cummings K, Becker M, Kirscht J, et al: Psychosocial factors affecting adherence to medical regimens in a group of hemodialysis patients. Med Care 20:567-580, 1982
15) Czaczkes JW, Kaplan De-Nour A: Chronic Hemodialysis as a Way of Life. New York, Brunner/Mazel, 1978
16) Devins GM, Mann J, Mandin H, et al: Psychosocial predictor of survival in end-stage renal disease. J Nerv Ment Dis 178:127-133, 1990
17) Evans RW, Manninen DL, Garrison LP, et al: The quality of life of patients with end-stage renal disease. N Engl J Med 312:553-559, 1985
18) Friend R, Singletary Y, Mendell N, et al: Group participation and survival among patients with end-stage renal disease. Am J Public Health 76:670-672, 1986
19) Greene WA: Problems in discontinuation of hemodialysis, in Psychonephrology 2: Psychological Problems in Kidney Failure and Their Treatment. Edited by Levy NB. New York, Plenum, 1983, pp 131-144
20) Hart RP, Kreutzer JS: Renal system, in Medical Neuropsychology: The Impact of Disease on Behavior. Edited by Tarter RE, Van Thiel DH, Edwards KL. New York, Plenum, 1988, pp 99-120
21) Hinrichsen GA, Lieberman JA, Pollack S, et al: Depression in hemodialysis patients. Psychosomatics 30:284-289, 1989
22) Hirsch DJ: Death from dialysis termination. Nephrol Dial Transplant 4:41-44,

23) Hirsch DJ: Death from dialysis termination. Nephrol Dial Transplant 4:41–44, 1989
24) Holley JL, Finucane TE, Moss AH: Dialysis patients' attitudes about cardiopulmonary resuscitation and stopping dialysis. Am J Nephrol 9:245–251, 1989
25) Husebye DG, Westlie L, Styrovoky TJ, et al: Psychological, social, and somatic prognostic indicators in old patients undergoing long-term dialysis. Arch Intern Med 147:1921–1924, 1987
26) Ihle BU, Becker GJ, Whitworth JA, et al: The effect of protein restriction on the progression of renal insufficiency. N Engl J Med 321:1771–1777, 1989
27) Julius M, Hawthorne VM, Carpenter-Alting P, et al: Independence in activities of daily living for end-stage renal disease patients: biomedical and demographic correlates. Am J Kidney Dis 13:61–69, 1989
28) Kalman TP, Wilson PG, Kalman CM: Psychiatric morbidity in long-term renal transplant recipients and patients undergoing hemodialysis. JAMA 250:55–58, 1983
29) Katon W, Sullivan MD: Depression and chronic medical illness. J Clin Psychiatry 51 (suppl 6):3–11, 1990
30) Keegan DL, Shipley C, Dineen D, et al: Adjustment to renal transplantation. Psychosomatics 24:825–828, 831, 1983
31) Kjellstrand CM, Ericsson F, Traneus A, et al: The wish for renal transplantation. ASAIO Trans 35:619–621, 1989
32) Kutner NG, Fair PL, Kutner MH: Assessing depression and anxiety in chronic dialysis patients. J Psychosom Res 29:23–31, 1985
33) Levenson JL, Colenda C, Larson DB, et al: Methodology in consultation-liaison research: a classification of biases. Psychosomatics 31:367–376, 1990
34) Levy NB (ed): Psychonephrology, 1: Psychological Factors in Hemodialysis and Transplantation. New York, Plenum, 1981
35) Levy NB (ed): Psychonephrology, 2: Psychological Problems in Kidney Failure and Their Treatment. New York, Plenum, 1983
36) Levy NB: Chronic renal disease, dialysis, and transplantation, in Principles of Medical Psychiatry. Edited by Stoudemire A, Fogel BS. Orlando, FL, Grune & Stratton, 1987, pp 583–594
37) Lowry MR, Atcherson E: A short-term follow-up of patients with depressive disorder on entry into home dialysis training. J Affective Disord 2:219–227, 1980
38) Manley M, Sweeney J: Assessment of compliance in hemodialysis adaptation. J Psychosom Res 30:153–161, 1986
39) Morris PL, Jones B: Life satisfaction across treatment methods for patients with end-stage renal failure. Med J Aust 150:428–432, 1989

40) Murphy JM, Monson RR, Olivier DC, et al: Affective disorders and mortality: a general population study. Arch Gen Psychiatry 44:473-480, 1987
41) Neu S, Kjellstrand CM: Stopping long-term dialysis: an empirical study of withdrawal of life-supporting treatment. N Engl J Med 314:14-20, 1986
42) Numan IM, Barklind KS, Lubin B: Correlates of depression in chronic dialysis patients: morbidity and mortality. Res Nurs Health 4:295-297, 1981
43) Spitzer RL, Endicott J, Robins E: Research Diagnostic Criteria: rationale and reliability. Arch Gen Psychiatry 35:773-782, 1978
44) Stein M, Miller AH, Trestman RL: Depression, the immune system, and health and illness: findings in search of meaning. Arch Gen Psychiatry 48:171-177, 1991
45) van Nieuwkerk CM, Krediet RT, Arisz L: Vrijwillige beeindiging van dialysebe handeling door chronische dialysepatienten [Voluntary discontinuation of dialysis treatment by chronic dialysis patients]. Ned Tijdschr Geneeskd 134:1549-1552, 1990
46) Wai L, Richmond J, Burton HJ, et al: Influence of psychosocial factors on survival of home-dialysis patients. Lancet 2:1155-1156, 1981
47) Wilson P: Psychological risk factors in kidney transplantation. Paper presented at the First Working Conference on the Psychiatric, Psychosocial and Ethical Aspects of Organ Transplantation, Toronto, June 9, 1990
48) Wolcott DL, Wellisch DK, Marsh JT, et al: Relationship of dialysis modality and other factors to cognitive function in chronic dialysis patients. Am J Kidney Dis 12:275-284, 1988
49) Wright RG, Sand P, Livingston G: Psychological stress during hemodialysis for chronic renal failure. Ann Intern Med 64:611-621, 1966
50) Ziarnik J, Freeman CW, Sherrard DJ, et al: Psychological correlates of survival on renal dialysis. J Nerv Ment Dis 164:210-213, 1977
51) Zimmermann E: Lebensqualitat wahrend Nierenersatztherapie [Quality of life in artificial kidney therapy]. Wien Klin Wochenschr 101:780-784, 1989

第9章訳者注
1) Fielding, D., & Brownbridge, G. (1999) Factors related to psychosocial adjustment in children with end-stage renal failure. Pediatr Nephrol, 13 (9), 766-770.
小児終末期腎不全患者の抑うつと不安が身体機能障害と関連があり、家族機能を含めたサポートの重要性を示している。
2) Kimmel, P.L., Peterson, R.A., Wiehs, K.L. (2000) Multiple measurements of depression predict mortality in a longitudinal study of chronic hemodialysis patients. Kidney Int, 57, 2093-2098.

抑うつが慢性透析患者の死亡率の危険因子であることを明らかにしている。
3) Shidler, N. R., Peterson, R. A., & Kimmel, P. L. (1998) Quality of life and psychosocial relationships in patients with chronic renal insufficiency. Am J Kidney Dis, 32 (4), 557-566.
ESRD以前においても，抑うつがQOLを低下させ，ソーシャルサポートの重要性を明示した研究。
4) Tanaka, K., Morimoto, N., Tashiro, N., Hori, K., Katafuchi, R., & Fujimi, S. (1999). The features of psychological problems and their significance in patients on hemodialysis-with reference to social and somatic factors. Clin Nephrol, 51 (3), 161-176.
透析患者の心理社会的要因を多角的に調査した研究。
5) Wuerth, D., Finkelstein, S. H., Ciarcia, J., Peterson, R., Kliger, A. S., & Finkelstein, F. O. (2001) Identification and treatment of depression in a cohort of patients maintained on chronic peritoneal dialysis. Am J Kidney Dis, 37 (5), 1011-1017.
腹膜透析患者での抑うつの頻度を調査し，さらに抗うつ薬治療の効果を報告している。

第10章

内分泌疾患

Gale Beardsley, M.D.
Michael G. Goldestein, M.D.

　この章では，心理的要因と内分泌疾患の発症，増悪，持続との関係を調査した研究の文献的検討を行う。糖尿病，バセドウ病，クッシング病の三つの疾患についての研究が主に行われてきた。他の内分泌疾患に対する心理的影響については殆ど関心が払われてこなかった。神経内分泌的反応の生理に注目した研究は，心理的要因と神経内分泌機能の関係に光をあてるものであることは疑う余地はないが，ここでは，神経内分泌についての研究を特別に検討することはしない。内分泌疾患と精神障害および神経精神症状の発現，悪化との関係に関する膨大な文献の検討は行わない。

糖尿病

発病に影響する心理的要因

　心理的要因と糖尿病の発病との関係に注目した研究がいくつか行われてきた。Thomas Willis[38]は17世紀の糖尿病について「けいれんのような悲しみ，

持続する後悔，その他の抑うつ，動物の憑依が，この病的な気質を作ったり助長したりする」と述べた。Maudsley[25]，Menninger[26]，Dunbar[6] は，不安によって糖尿病になると推論した。しかし，急性，慢性のストレスを糖尿病の原因とする初期の研究には，対象数が少ない，コントロール群が不適切，実験デザインの稚拙さなどの重要な問題がある。これらの研究上の問題があるので，ストレスと糖尿病の発病の間に病因的な関係があるとする見解は疑わしい。

近年の後方視的研究では，ストレスのあるライフイベントがインスリン依存性糖尿病（IDDM）の誘因となることを示した。Robinson ら[28] は，新たに糖尿病と診断された13人（17-34歳）とその同胞および近隣のコントロール対照者に対して，信頼できる面接方法によって，IDDMになる3年前の情報を集めた。糖尿病患者は一つ以上の深刻なライフイベントを体験していたものが77％で，糖尿病でない同胞（39％），性・年齢をマッチさせたコントロール対照者（15％）と比較して多かった。また，二つ以上の深刻なライフイベントを体験していたものは，糖尿病患者54％，同胞8％，コントロール対照者8％と，糖尿病患者に多かった。IDDM患児338人とマッチングされたコントロール対照者500人を調べたスウェーデンの研究[12] によると，診断前の1年間のライフイベントの数には有意な差が認められなかったが，5-9歳の子供では家族の喪失もしくはその怖れに関連するライフイベントがコントロール対照者と比較して糖尿病患者で有意に多かった（相対危険率：1.82）。この相対危険率は年齢，性，社会的状態を補正するとさらにはっきりとした有意差が認められた。この研究から，ストレスと糖尿病の発症との関係を考えるときには，ライフイベントのもつ意味，起こった時期などの「ストレス」の質がライフイベントの頻度よりも重要であることが示唆される。

一方，ストレスのあるライフイベントと糖尿病の間に病因的な関連は見いだせなかったとする研究がある。入院中の糖尿病患者の調査[8] では，ストレスが糖尿病を引き起こしたという事実ははっきりしなかった。このような後方視的研究では，ストレスのある出来事が糖尿病に先行しているかどうかを決定することは困難である。しかし，航空管制官の大規模な2年間の前方視的研究[4] では，他の性急な決断と重い責任を要しない仕事している男性とマッチさせたところ，糖尿病発症の危険率は，管制官で高くはなかった。

入手できる文献の検討からは，心理的要因が直接的に糖尿病の発症に影響を与えているとはいえなかった。対象者数を増やし，研究方法を改善した前方視的研究が，心理的要因に関する糖尿病への危険性についての決定的な結論を導くためには必要である。Helzら[16]は文献的検討を行ったが，心理的要因が病因的な役割を担っているのか，それらが病気の影響かについて，結論づけることはできなかった。次節では，心理的要因と糖尿病の経過の関係について考察する。

糖尿病の経過に影響を与える心理的要因

ストレスと糖尿病の経過の関係

心理的要因と糖尿病の血糖コントロールとの関係に関するいくつかの報告が行われてきた。心理的要因が神経内分泌標的器官に影響を与えることによって，糖尿病に直接的に作用すると仮定する研究者がいた。しかし，心理的要因は，食事，活動性，血糖コントロールの血糖自己測定，服薬へのコンプライアンスにも影響する可能性がある[3,16]。コンプライアンスに関してコントロールされていない研究結果の解釈には注意しなければならない。

さらに，初期の研究には他の方法論上の問題がある。血中・尿中のグルコース値やケトン値，ケトアシドーシスのエピソード，インシュリンの必要性，外来通院頻度，血清中性脂肪・コレステロールといった研究初頭期の血糖コントロールの指標にはあまり信頼性がないように思われる。近年では，グリコシル化ヘモグロビン（以下，グリコヘモグロビン）が代謝コントロールの信頼できる指標として使われるようになっている。他の研究では[17,18,24,30,35,36]，IDDM患者とNIDDM（インスリン非依存性糖尿病）患者を同じように取り扱ったり，患者選択が特殊であったり，実験的状態の定義が曖昧であったり，実験的操作を使用したストレス状況の標準化がなされていないことなどが方法論上の欠点として指摘されている。

Kemmerら[19]は，先行研究のような欠点がないように，18人の急性ストレスのグルコースの代謝コントロールへの影響を調べた。健常対照者，正常血糖のIDDM患者，高血糖のIDDM患者を年齢，体重，性，社会経済的状態に関してマッチングした。それぞれの対象者に，45分間の計算と5分間の演説の二

つのストレスを与えた。全ての対象者が，心拍数，血圧，血清エピネフリン値，血清ノルエピネフリン値の同程度の上昇を示した。血清コルチゾール値は，演説の後に，全ての群で有意に上昇した。グルコース，ケトン，遊離脂肪酸，グルカゴン，成長ホルモンの血中濃度は，全ての対象群において，この実験のストレスよっては有意な上昇が認められなかった。以上の結果から，突然で短期の心理的ストレスでは，心臓血管系の反応とカテコールアミン，コルチゾールの中等度の上昇を示すが，IDDMの代謝コントロールに影響を与えないと結論された。急性の実験的ストレスと血中グルコースの関係を調べた研究の総説[10]では，研究に伴う方法論上の問題がさらに指摘されている。

　IDDMの一部では，心理的ストレスが血糖コントロールの変化と関連していることを支持するHalfordら[13]とGonder-Frederickら[11]の研究がある。それらの研究は，IDDM患者群内の比較分析を行い，ストレスに対して過敏に代謝が反応する一群が存在することを明らかにした。

　Halfordら[13]は，IDDM患者15人に対し，研究開始前に，ストレスと生活変化のチェックリストに記入をしてもらい，心理的ストレス，食事，運動，インスリン用量，血糖値を8週間以上自己チェックしてもらった。また，グリコヘモグロビン濃度の測定を行った。グリコヘモグロビン値，日常的ストレス，ライフイベントのスコアの間には有意な相関が認められなかった。しかし，15人中7人では，日常の心理的ストレスの量と血糖値の間に有意な相関がみられた。

　一方，Gonder-Frederickら[11]は，インスリン/グルコース注入装置を使用し，持続的な血糖測定を行った。14人のIDDM患者に対して，20分間の標準化された二つのストレス状態とコントロール状態を作り，12週間間隔で2回測定した。「活動的」ストレスとして暗算を，「受動的」ストレスとして自動車教習用映画の鑑賞を，コントロールの状態として対象者が選んだコメディを聴くことが設定された。14人中8人が第1回の活動的ストレス後に血糖の17mg/dl以上の変動を認めた。2回目のセッション中には血糖値の有意な変化はみられなかった。このことは，ストレスへの慣れを反映していた。受動的ストレスとコントロールの状態では，血糖の有意な変化は示さなかった。

　これらの二つの研究の所見は，Kemmerら[19]の所見と対照的であり，研究方法の違いを反映しているようである。HalfordらとGonder-Frederickらの研究

は糖尿病患者内の比較したものだが，Kemmerらは，コントロール対照者を設定し，時間間隔，ストレスの状態に関して血糖値を比較している。HalfordらとGonder-Frederickらの研究は，症例数が少ないが，糖尿病の中でストレスに脆弱な一群が存在することを示しており，このことが真実ならば，治療反応者が非反応者とどのように違うかを知るのに有用であろう。

ストレスは最もよく調査される心理的要因であるので，日常生活に適用できないような実験的ストレス（暗算や演説など）と，日常的ではあるが調査としては信頼性が低いストレス（ストレスについての面接，日常の困った出来事など）の諸条件を考慮することが重要である。実験的手法による急性ストレスの影響の研究からでは，慢性的なストレスの影響はわからない。若い女性糖尿病患者65人に対する調査[3]では，「感じているストレス」と代謝コントロール上の摂食の脱抑制との相互作用が明らかにされた。生活上ストレスを感じており，中等以上の食事の脱抑制を報告した女性が最も血糖コントロールが悪かった。

Lloydら[22]は，IDDMとNIDDMの130人の成人患者の4年間の前方視的研究を行い，早期の死亡および大血管の病気の発生と深刻なライフイベント・生活上の困難の存在の間には有意な関連性を見いだせなかったと報告した。しかし，追跡調査中に降圧剤が開始された患者は，調査前の5年間に五つ以上の深刻なライフイベントがあり，降圧剤治療を受けなかった患者と比べて多くの深刻なライフイベントを体験していた。この関連は，調査開始時の血圧，糖尿病のタイプ，性，民族性を反映していなかった。以上より，糖尿病の経過への慢性ストレスの影響を評価する前方視的研究が必要と考えられる。

性格および対処行動と糖尿病の経過との関係

Rovetら[29]は，子供のIDDM患者での，気質または性格の問題とその代謝コントロールへの影響を報告した。IDDM患児51人と正常小児24人の親が二つの標準化された気質質問票に回答した。糖尿病患児群と同胞コントロール群では気質には差異がなかった。糖尿病に特有な気質プロフィールもなかった。グリコヘモグロビンを代謝コントロールの指標として使用したところ，気質の血糖コントロールへの影響が観察された。活動的で，外部刺激に穏やかな反応を示し，あまり用心深くなく，陰気になりやすいといった気質の特徴のある糖尿病患児が他の患児よりも代謝コントロールの改善率が高かった。この論文では，

原因と影響の関係についての意味づけを避けている。児童期と青年期の人は，感情の成熟度，親の関与と監督の仕方，残存するインスリン分泌能力にばらつきが大きいので，他の年齢の糖尿病患者に一般化することができないのである。Rovetらのこの研究は，この年代の患者の心理的特徴と身体医学的特徴を評価する方法の有用性を示している。

　Stablerら[31]も，糖尿病患児の精神生理的研究の中で，性格傾向と血糖調節の関係を調査した。ビデオゲームへの反応から判断されたタイプA行動の子供は，ストレスに対する高血糖反応があり，タイプB行動の子供ではみられなかった。対処行動と血糖コントロールに関して青年期糖尿病患者を対象にしたDelamaterらの研究[5]では，血糖コントロールの悪い群では良い群と比較して，願望的思考と回避が有意に多かった。Hansonら[15]は，青年期糖尿病患者における代謝コントロールへのストレスの影響を調査し，グリコヘモグロビンでの代謝コントロールをみた場合，社会的能力の低い人ではストレスのあるライフイベントに反応して悪化することが観察され，社会的能力の高い人では最小限の変化しかなかったという。Peyrotら[27]は，「ストレス軽減」対処スコアおよび「ストレス増悪」対処スコアの中央値から定義した効果的対処行動が血糖コントロールに対するストレスの影響を緩和することを報告している。10歳から16歳の糖尿病患児50人を調査したKuttnerら[20]は，困った出来事への「学習性無力感」スタイルとグリコヘモグロビンの高値と有意な関連があることを認めた。学習性無力感は治療へのコンプライアンスとは相関していなかった。さらに，Hansonら[15]やAikensら[1]の研究によると，ストレスの代謝コントロールへの影響を認めたが，コンプライアンス対しては統計学的に影響がなかった。

　心理社会的介入と糖尿病の経過との関係

　行動的介入または心理社会的介入による血糖コントロールに対する効果をみた報告がいくつかある。リラクセーション訓練によってNIDDM患者の血糖コントロールが改善したとの報告がある[21,32]。しかし，この治療法は，IDDM患者では一貫した効果がなかった[7]。このことから，IDDM患者よりもNIDDM患者において，ストレスが血糖に動揺を与えることが推測された[33]。Helzら[16]は，その文献的検討の中で，個人もしくは家族精神療法によって糖尿病コント

ロールが改善した症例があることを紹介しているが，これらの介入方法の効果に関してコントロール対照群がないことを問題として指摘した．

まとめ

後方視的研究では，ストレスのあるライフイベントと糖尿病の経過との関連が示唆されているが，方法論的な問題がある．十分にコントロールされた実験的ストレスによる血糖コントロールへの影響の研究では，IDDM患者，NIDDM患者，コントロール対照者ともにその影響は認められなかった[19]．しかし，糖尿病患者群内の実験的研究では，ストレスによって血糖調節に影響があらわれる一群があることが示された[11,13]．また，ストレスは，食事の脱抑制を介して代謝に影響を与えているのかもしれない[3]．

前方視的研究[22]では，ストレスのあるライフイベントと降圧剤治療との間に関連があると報告されている．児童・青年期の糖尿病患者において，気質と対処行動様式が，血糖コントロールに影響を与えているとするいくつかの知見がある[5,15,20,29,31]．また，成人患者においても，同様の結果が報告されている[27]．NIDDM患者に対するリラクセーション訓練は，血糖コントロールを改善させるが[21,33]，IDDM患者でははっきりした効果がみられなかった[7]．IDDM患者では，ストレスは自律神経障害を介して代謝に影響を与えているとも考えられている[34]．動物実験の結果をもとにした推測であるが，NIDDM患者でストレスが高血糖を引き起こすことがある．

バセドウ病

眼球突出を伴う甲状腺腫として知られるバセドウ病がはじめて記述されて以来，臨床家は心理社会的要因が病因および疾患経過に影響を与えているだろうと考えてきた[37]．バセドウ病は，Alexanderによって研究された七つの心身症の一つであり，有名な「心身医学」[2]に記述されている．学術的でわかりやすいAlexanderの諸研究とバセドウ病への心理的要因の影響に関する近年の研究に関するWeinerによる総説[37]はこれからの議論の基礎となっている．

Weinerが検討した研究のほとんどに方法論的問題があったことを指摘しな

くてはならない。それは，後方視的もしくは横断的研究デザインであったり，患者の属性の定義が明確でなかったり，適切なコントロール対照群を欠いていたりしていることである。また，バセドウ病は発症と経過が非常に多様であるため，心理・行動的要因が経過に変化を与えるかどうかを判断することが困難である。さらに，バセドウ病の甲状腺機能亢進症では，心理的，行動的，神経精神医学的な種々の徴候と症状が特徴的である[14,23,39]。バセドウ病の初期は進行が緩徐であるので，病気の活動性に先行するようにみえる心理行動的要因が，甲状腺機能の気づかれない変化の結果である可能性がある[37]。Weinerは膨大な文献的検討から，患者の心理的特徴がバセドウ病やその他の甲状腺疾患の発症に先行することを示す事実は見いだせなかったと結論づけている。

しかし，1991年に発表された健常者を対象としたケースコントロール・スタディ[40]によると，好ましくないライフイベントがバセドウ病の危険因子になることが示唆された。2年間に新たにバセドウ病と診断された219人の内の95％の患者とそれにマッチングした372人のコントロール対照者に対して，人口統計学的諸因子，ライフイベント，ソーシャルサポート，性格を評価する質問票を郵送し回答を求めた。コントロール対照者と比較し，バセドウ病患者では診断を受ける12ヶ月前までの好ましくないライフイベントが多く，最も好ましくないと分類されるライフイベントのスコアが有意に高かった（odds ratio=6.3）。そして，僅かであるが離婚が患者群で多かった。これらの結果は，他の交絡因子になる可能性のある危険因子とは統計的な関連性がなかった。これらの所見を確かめる前方視的研究が必要である。現時点では，バセドウ病の経過に心理的要因が影響するかは不確かな所見しか得られていない。

クッシング病

Giffordら[9]は，心理的要因とクッシング病の関連に関する文献検討と10症例の症例報告を行った。彼らは，クッシング病は素因者の死別体験に対する病的生理反応をあらわしていると仮定した。Cushingも病気の発生に感情的なストレスが関与すると論じていた。「生理的正常範囲であるが，原初的感情によるホルモン分泌の様態と程度は人それぞれ大きく異なっている」とともに，

「特異な精神的状態が持続し,その反応が慢性的になると,いわゆる『疾患の症状複合体』が形成される」というCushingの言葉がGiffordらの総説[9]で引用されている。Giffordらが引用した人間を対象とした研究は,ほとんどが後方視的で,コントロールスタディもなく,検討しなおすと,Giffordらの仮説を支持するものと否定するものとが混在している。ストレス刺激は急性にはコルチコステロイドの分泌を増加させるが,その高コルチゾールと疾患とは同一ではない。さらに,高コルチゾール症にはクッシング病を含むいくつかの病因があり,広範な神経精神医学的現象を伴っていた[14]。Cushingが述べているように,「精神不安定と内分泌異常のどちらが一次的要因かを決めるのは困難である」(文献9, p.171)。

結語と今後の課題

　糖尿病以外の内分泌疾患を考察するには,心理的要因の影響を調査した研究が不足している。この章で概説した研究の多くは,後方視的研究であったり,研究方法に重大な欠点があった。研究方法が改善し,近年注目されている内分泌疾患は糖尿病だけのようである。しかし,糖尿病の発症に心理的要因が影響を与えているかは不明確である。小規模な研究が糖尿病の経過に心理的要因が影響を与えているとしているが,その多くは血糖コントロールに対する急性のストレスの影響をみたものであった。

　この領域で,いくつかの今後の研究課題があるといえよう。研究方法としては,前方視的研究デザイン,対象の定義の明確化,コントロール対照群の設定があげられるだろう。結果に影響を与える年齢特有な問題を同定する必要がある。たとえば,児童青年期の糖尿病患者は,受けたストレスに対して,成人とは異なる反応をする可能性があるからである。グリコヘモグロビンのような長期血糖コントロールの指標を用いて,心理的要因と糖尿病の経過の関係を評価すべきである。心理的負荷に対する内分泌系の生理的反応を評価する実験的方法を開発利用しなくてはならない。これらの方法によって,心理的要因と内分泌疾患との関連の基礎となる精神生理学的機制が明らかになるだろう。

　不安や抑うつのような臨床に直接関係する心理的諸要因については,内分泌

疾患患者に対する前方視的研究が行われるべきである。現実生活のストレスが内分泌疾患に与える影響を評価する方法の開発も必要である。治療や実験的介入のあらゆる面でのコンプライアンスも，研究対象者とコントロール対照者を常に設定して測定すべきである。さらに，糖尿病以外の内分泌疾患に対する心理的要因の影響を調査する場合でも，研究デザインを吟味する必要性がある。

文　献

1) Aikens JE, Wallander JL, Bell DS, et al: Daily stress variability, learned resourcefulness, regimen adherence, and metabolic control in type I diabetes mellitus: evaluation of a path model. J Consult Clin Psychol 60:113–118, 1992
2) Alexander F: Psychosomatic Medicine. New York, WW Norton, 1950
3) Balfour L, Romano White D, Schiffrin A, et al: Dietary disinhibition, perceived stress, and glucose control in young, type 1 diabetic women. Health Psychol 12:33–38, 1993
4) Cobb S, Rose RM: Hypertension, peptic ulcer and diabetes in air traffic controllers. JAMA 224:489–492, 1973
5) Delamater AM, Kurtz SM, Bubb J, et al: Stress and coping in relation to metabolic control of adolescents with type I diabetes. J Dev Behav Pediatr 8:136–140, 1987
6) Dunbar F: Psychosomatic Diagnosis. New York, PB Hoeber, 1943
7) Feinglos MN, Hastedt P, Surwit RS: Effects of relaxation therapy on patients with type I diabetes mellitus. Diabetes Care 10:72–75, 1987
8) Gendel BR, Benjamin JE: Psychogenic factors in the etiology of diabetes. N Engl J Med 234:556–560, 1946
9) Gifford S, Gunderson JG: Cushing's disease as a psychosomatic disorder: a selective review of the clinical and experimental literature and a report of ten cases. Perspect Biol Med 13:169–221, 1970
10) Goetsch VL: Stress and blood glucose in diabetes mellitus: a review and methodological commentary. Annals of Behavioral Medicine 11:102–107, 1989
11) Gonder-Frederick LA, Carter WR, Cox DJ, et al: Environmental stress and blood glucose change in IDDM. Health Psychol 9:503–515, 1990
12) Hagglof B, Blom L, Dahlquist G, et al: The Swedish childhood diabetes study:

indications of severe psychological stress as a risk factor for type 1 (insulin-dependent) diabetes mellitus in childhood. Diabetologia 34:579–583, 1991
13) Halford WK, Cuddily S, Mortimer RH: Psychological stress and blood glucose regulation in type I diabetic patients. Health Psychol 9:516–528, 1990
14) Hall RCW, Stickney S, Beresford TP: Endocrine disease and behavior. Integrative Psychiatry 4:122–135, 1986
15) Hanson CL, Henggeler SW, Burghen GA: Social competence and parental support as mediators of the link between stress and metabolic control in adolescents with insulin-dependent diabetes mellitus. J Consult Clin Psychol 55:529–533, 1987
16) Helz JW, Templeton B: Evidence of the role of psychosocial factors in diabetes mellitus: a review. Am J Psychiatry 147:1275–1282, 1990
17) Hinkle LE Jr, Wolf S: The effects of stressful life situations on the concentration of blood glucose in diabetic and non-diabetic humans. Diabetes 1:383–392, 1952
18) Hinkle LE Jr, Conger GB, Wolf S: Studies on diabetes mellitus: the relation of stressful life situations to the concentration of ketone bodies in the blood of diabetic and non-diabetic humans. J Clin Invest 29:754–769, 1959
19) Kemmer FW, Bisping R, Steingruber HJ, et al: Psychological stress and metabolic control in patients with type I diabetes mellitus. N Engl J Med 314:1076–1084, 1986
20) Kuttner MJ, Delamater AM, Santiago JV: Learned helplessness in diabetic youths. J Pediatr Psychol 15:581–594, 1990
21) Lammers CA, Naliboff BD, Straatmeyer AJ: The effects of progressive relaxation on stress and diabetic control. Behav Res Ther 22:641–650, 1984
22) Lloyd CE, Robinson N, Stevens LK, et al: The relationship between stress and the development of diabetic complications. Diabetic Med 8:146–150, 1991
23) Loosen PT, Prange AJ Jr: Hormones of the thyroid axis and behavior, in Peptides, Hormones and Behavior. Edited by Nemeroff CB, Dunn AJ. New York, Spectrum Publications, 1984, pp 533–577
24) MacGillivray MH, Bruck E, Voorhess ML: Acute diabetic ketoacidosis in children: role of the stress hormones. Pediatr Res 15:99–106, 1981
25) Maudsley H: The Pathology of Mind, 3rd Edition. New York, Appleton, 1899
26) Menninger WC: Psychological factors in the aetiology of diabetes. J Nerv Ment Dis 81:1–13, 1935
27) Peyrot MF, McMurry J Jr: Stress buffering and glycemic control: the role of coping styles. Diabetes Care 15:842–846, 1992
28) Robinson N, Fuller JH: Role of life events and difficulties in the onset of diabetes

mellitus. J Psychosom Res 29:583-591, 1985
29) Rovet J, Ehrlich RM: Effect of temperament on metabolic control in children with diabetes mellitus. Diabetes Care 11:77-82, 1988
30) Schless GL, von Laveran-Stiebar R: Recurrent episodes of diabetic acidosis precipitated by emotional stress. Diabetes 13:419-420, 1964
31) Stabler B, Surwit RS, Lane JD, et al: Type A behavior pattern and blood glucose control in diabetic children. Psychosom Med 49:313-316, 1987
32) Surwit RS, Feinglos MN: The effects of relaxation on glucose tolerance in non-insulin dependent diabetes. Diabetes Care 6:176-179, 1983
33) Surwit RS, Feinglos MN: Stress and autonomic nervous system in Type II diabetes: a hypothesis. Diabetes Care 11:83-85, 1988
34) Surwit RS, Schneider MS, Feinglos MN: Stress and diabetes mellitus. Diabetes Care 15:1413-1422, 1992
35) Vandenbergh RL, Sussman KE, Titus CC: Effects of hypnotically induced acute emotional stress on carbohydrate and lipid metabolism in patients with diabetes mellitus. Psychosom Med 28:382-390, 1966
36) Vandenbergh RL, Sussman KE, Vaughan GD: Effects of combined physical-anticipatory stress on carbohydrate-lipid metabolism in patients with diabetes mellitus. Psychosomatics 8:16-19, 1967
37) Weiner H: Psychobiology and Human Disease. New York, Elsevier, 1977
38) Willis T: Pharmaceutice rationalis, in The Works of Thomas Willis. London, England, Dring, Harper, & Leigh, 1684
39) Wilson WH, Jefferson JW: Thyroid disease, behavior, and psychopharmacology. Psychosomatics 26:481-492, 1985
40) Winsa B, Adami HO, Bergstrom R, et al: Stressful life events and Graves disease. Lancet 2:1475-1479, 1991

第10章訳者注

糖尿病
1) Inui, A., Kitaoka, H., Majima, M., Takamiya, S., Uemoto, M., Yonenaga, C., Honda, M., Shirakawa, K., Ueno, N., Amano, K., Morita, S., Kawara, A., Yokono, K., Kasuga, M., & Taniguchi, H. (1998) Effect of the Kobe earthquake on stress and glycemic control in patients with diabetes mellitus. Arch Intern Med, 158 (3), 274-278.
阪神大震災による慢性のストレス状況が糖尿病患者の血糖コントロールに悪影響を与えたことを示した研究。

2) Mooy, J. M., de Vries, H., Grootenhuis, P. A., Bouter, L. M., & Heine, R. J. (2000). Major stressful life events in relation to prevalence of undetected type 2 diabetes : the Hoorn Study. Diabetes Care, 23 (2), 197-201.
慢性のストレスのあるライフイベントが糖尿病の危険因子であることを明らかにした疫学研究。
3) Rubin, R. R., & Peyrot, M. (2001) Psychological issues and treatments for people with diabetes. J Clin Psychol, 57 (4), 457-478.
糖尿病に伴う抑うつを中心とする精神障害，心理的問題を論じ，糖尿病特有の対処行動を含めた介入を紹介した総説。
4) Talbot, F., & Nouwen, A. (2000) A review of the relationship between depression and diabetes in adults : is there a link? Diabetes Care, 23 (10), 1556-1562.
抑うつと糖尿病の関連をいくつかの仮説に基づいて文献的に検討している。

バセドウ病
1) Fahrenfort, J. J., Wilterdink, A. M., & van der Veen, E. A. (2000) Long-term residual complaints and psychosocial sequelae after remission of hyperthyroidism. Psychoneuroendocrinology, 25 (2), 201-211.
甲状腺機能亢進症寛解後の心理社会的な長期にわたる問題を明らかにした調査研究。
2) Matos-Santos, A., Nobre, E. L., Costa, J. G., Nogueira, P. J., Macedo, A., Galvao-Teles, A., & de Castro, J. J. (2001) Relationship between the number and impact of stressful life events and the onset of Graves' disease and toxic nodular goitre. Clin Endocrinol (Oxf), 55 (1), 15-19.
(Dayan, C. M. (2001). Stressful life events and Graves' disease revisited. Clin Endocrinol (Oxf), 55 (1), 13-14.)
ストレスの高いライフイベントがバセドウ病の発症と関連していることを明らかにした研究とそれに対するコメント。
3) Yoshiuchi, K., Kumano, H., Nomura, S., Yoshimura, H., Ito, K., Kanaji, Y., Kuboki, T., & Suematsu, H. (1998). Psychosocial factors influencing the short-term outcome of antithyroid drug therapy in Graves' disease. Psychosom Med, 60 (5), 592-596.
日常のストレスが抗甲状腺薬治療の結果に悪影響を与えることを示した研究。

クッシング病
1) Sonino, N., & Fava, G. A. (1998) Psychosomatic aspects of Cushing's disease. Psychother Psychosom, 67 (3), 140-146.
クッシング病では，ストレスのあるライフイベントが発症の危険因子であり，抑うつが多いことを文献検討から述べている。

第11章

身体疾患に影響を与える心理的要因
― まとめ ―

Alan Stoudemire, M.D.

　この本の文献的検討をまとめるにつれて,症例報告,症例集,系統的研究から得られた事実から,心理行動的要因が身体医学的状態の経過に悪影響を与えることが明らかになってきた。それは,糖尿病[2],皮膚疾患[6],胃腸疾患[7],心臓血管疾患[9,15],腎疾患[11],腫瘍[10],神経疾患[13],呼吸器疾患・リウマチ類縁疾患[14]のほとんどすべての主要な疾患にわたって認められた。本章では,文献的検討の所見からのいくつかの例を取り上げて,まとめとしたい。もっと詳細な事実を知りたい場合には,各章を参照するとともに,成書[12,18,20]にこのプロジェクトの重要な所見を簡潔にまとめているので参考にしていただきたい。
　心理的要因と身体医学的状態との間に最も強い関連があるのは抑うつであった[21]。抑うつは,脳血管障害,多発性硬化症,パーキンソン病,てんかんの経過の悪化と関連があった[13]。抑うつは,心筋梗塞[8,9]と腎疾患[11]の予後にも悪影響を与える。抑うつの存在は,おそらく免疫系の機制を介して,いくつかの癌の予後にも影響を与える可能性がある[10]。乾癬と痤瘡のような皮膚疾患のあるタイプでは抑うつの頻度が高い。不快気分は,理論的には全ての疾患への適応に影響を与えるであろうが,ことに抑うつは関節リウマチと脳卒中のリハ

ビリテーションの結果に関与する[14]。一般的に，抑うつ的な身体疾患患者では，身体的機能障害が悪化する傾向が認められている[3,21]。

　不安とうつ症状は，種々の身体疾患の症状表出や慢性化に伴う症状であることもある。たとえば，過敏性大腸症候群，食道運動障害，消化性潰瘍，クローン病，痤瘡などである。

　性格傾向が消化性潰瘍，喘息，関節性リウマチ，炎症性腸疾患，皮膚疾患のような身体疾患の状態と関連するが，心臓血管性疾患を除いては，特別な性格傾向だけから病気の発生を説明することはできない。不安への上手な防衛や適切な否認機制のような病気への適応は，身体疾患の予後に良い影響を与えるようである。病的否認を含む問題のある性格傾向は，ケアを担当するスタッフとの良好な関係を阻害し，疾患管理を悪化させる行動を引き起こしやすい。

　心臓疾患と性格パターンとの関係には非常に多くの注目を払われてきたが，その研究所見に関しては議論が続いている。せかせかし敵意が強い「タイプA」行動パターンもしくはその部分的要素の行動パターンをとる患者は冠動脈疾患発生の危険性が有意に高いことが示唆されている。他の研究所見から，怒りと敵意は，冠動脈疾患の病因に関連するタイプA行動パターンの中で，主要な情動的構成要素であることが示されている。ストレスのある行動的な負荷による交感神経系の慢性的な興奮によって，動脈硬化の発生と不整脈への脆弱性がおこるというデータもある。ストレスのある状況での交感神経系の突然の賦活が，不整脈の原因や時には突然死の原因となることも立証されている[9]。他の心臓血管の状態についても，心理的要因の観点から多くの研究がなされている。冠動脈疾患患者におけるストレスへの反応と心筋虚血および高血圧反応の関連についても詳細にわたって調べられている。

　生理的反応を伴うストレス反応によるいくつかの状態が，蕁麻疹反応，湿疹，アトピー性皮膚炎，かゆみなどの病的状態を悪化させる。ことに，喘息反応の悪化は，そのメカニズムの全体は明らかになっていないが，ストレス反応と関連している[6]。

　社会経済的要因については特に詳細は文献的検討を行わなかったが，社会経済的資源低下，社会的孤立，ソーシャルサポートの不足，ストレスがあり満足感が得られない雇用状態が，他の危険因子をコントロールしても冠動脈疾患に

よる心臓死の危険性を高めることがわかっている[23]。また，冠動脈疾患の未婚者は既婚者よりも死亡率が高い[4, 22]。

喫煙，食べ過ぎ，アルコール摂取，薬物使用などの健康に対する不適切な行動は公衆衛生に多大な影響がある。これらは，アメリカ合衆国での医学的な罹患率と死亡率を改善させるための優先的課題である[17, 19]。アルコールおよびニコチンなどの物質の乱用と依存は健康と身体医学的状態に悪影響を与えることが理解されるようになっている。ただし，喫煙（ニコチン依存），アルコール依存，物質依存については，DSM-Ⅳでは他の診断分類で取り扱っているので，「身体疾患に影響を与える心理的要因」には含まれなかった。

心理的要因と精神障害が身体疾患の臨床的経過に影響を与える可能性があることは，今や，明白であり，重要な論議の課題にならなくなっている。しかし，どうしてある人がこのような有害な影響に脆弱であるかがよくわかっていない。ことに，遺伝子的危険因子の役割という観点からは重要である。心理的回復を促す予防的介入方法の開発と身体疾患に伴っておこる精神疾患の早期発見と治療の開発は今後の臨床研究課題であり，身体疾患の転帰を改善させるのに有用であろう。この本で考察されてきたように，患者の対処能力と感情的困難への対処能力を高める介入によって乳癌と悪性メラノーマの生存率を改善させることがすでに検証されている[5, 16]。心筋梗塞のような他の疾患への介入方法についても，身体疾患の転帰を改善させる精神科治療の有効性を確立する必要がある。予防的戦略を含めた身体疾患の精神的合併症治療の効果を明らかにすることは，精神医学が医学の本流に受け入れられるために大いに役に立つであろう。科学的研究によって身体疾患の予後を改善する行動的予防戦略と精神医学的介入の効果が実証されると，身体医療のなかでの精神医学の役割はますます増えるであろう。

心理的要因と身体医学的状態の詳細な関連は複雑であるが，相当数の疫学的科学的事実によって，心理的要因がほとんどの身体医学的状態の経過に影響を与えることは明白になっている。心理的要因と身体的状態の関係について文献的な整理を行った本書の一連の総説とその相互作用を表す診断基準の開発が，この関連への認識を深め，患者ケアの改善の一助になれば幸いである。

文　献

1) American Psychiatric Association: Diagnostic and Statistical Manual of Mental Disorders, 4th Edition. Washington, DC, American Psychiatric Association, 1994
2) Beardsley G, Goldstein MG: Psychological factors affecting physical condition: endocrine disease literature review. Psychosomatics 34:12–19, 1993
3) Carney RM, Rich MW, Freedland KE, et al: Major depressive disorder predicts cardiac events in patients with coronary artery disease. Psychosom Med 50:627–633, 1988
4) Chandra V, Szklo M, Goldberg R, et al: The impact of marital status on survival after an acute myocardial infarction: a population-based study. Am J Epidemiol 117:320–325, 1983
5) Fawzy FI, Fawzy NW, Hyun CS, et al: Malignant melanoma: effects of an early structured psychiatric intervention, coping, and affective state on recurrence and survival 6 years later. Arch Gen Psychiatry 50:681–689, 1993
6) Folks DG, Kinney FC: The role of psychological factors in dermatologic conditions. Psychosomatics 33:45–54, 1992a
7) Folks DG, Kinney FC: The role of psychological factors in gastrointestinal conditions: a review pertinent to DSM-IV. Psychosomatics 33:257–270, 1992b
8) Frasure-Smith N, Lesperance F, Talajic M: Depression following myocardial infarction: impact on 6-month survival. JAMA 270:1819–1825, 1993
9) Goldstein MG, Niaura R: Psychological factors affecting physical condition: cardiovascular disease literature review, part 1: coronary artery disease and sudden death. Psychosomatics 33:134–145, 1992
10) Levenson JL, Bemis C: The role of psychological factors in cancer onset and progression. Psychosomatics 32:124–132, 1991
11) Levenson JL, Glocheski S: Psychological factors affecting end-stage renal disease: a review. Psychosomatics 32:382–389, 1991
12) McDaniel JS, Moran MG, Levenson JL, et al: Psychological factors affecting medical conditions, in American Psychiatric Press Textbook of Psychiatry, 2nd Edition. Edited by Hales RE, Yudofsky SC, Talbott JA. Washington, DC, American Psychiatric Press, 1994, pp 565–590
13) McNamara ME: Psychological factors affecting neurological conditions: depression and stroke, multiple sclerosis, Parkinson's disease, and epilepsy. Psychosomatics 32:255–267, 1991
14) Moran MG: Psychological factors affecting pulmonary and rheumatologic dis-

eases. Psychosomatics 32:14–23, 1991
15) Niaura R, Goldstein MG: Psychological factors affecting physical condition: cardiovascular disease literature review, part 2: coronary artery disease and sudden death and hypertension. Psychosomatics 33:146–155, 1992
16) Spiegel DS, Kraemer HC, Bloom JR, et al: Effect of a psychosocial treatment on survival of patients with metastatic breast cancer. Lancet 2:888–891, 1989
17) Stoudemire A, Hales RE: Psychological and behavioral factors affecting medical conditions and DSM-IV: an overview. Psychosomatics 32:5–13, 1991
18) Stoudemire A, McDaniel JS: History and current trends in psychosomatic medicine, in Comprehensive Textbook of Psychiatry, 6th Edition. Edited by Kaplan HI, Sadock BJ. Baltimore, MD, Williams & Wilkins (in press)
19) Stoudemire A, Frank R, Hedemark N, et al: The economic burden of depression. Gen Hosp Psychiatry 8:387–394, 1986
20) Stoudemire A, Beardsley G, Folks DG, et al: Psychological factors affecting physical condition (PFAPC) 316.00: proposals for revisions in DSM-IV, in DSM-IV Sourcebook, Vol 2. Edited by Widiger TA, Frances A, Pincus H, et al. Washington, DC, American Psychiatric Association (in press)
21) Wells KB, Stewart A, Hays RD, et al: The functioning and well-being of depressed patients. JAMA 262:914–919, 1989
22) Wiklund I, Oden A, Sanne H, et al: Prognostic importance of somatic and psychosocial variables after a first myocardial infarction. Am J Epidemiol 128:786–795, 1980
23) Williams RB, Barefoot JC, Califf RM, et al: Prognostic importance of social and economic resources among medically treated patients with angiographically documented coronary artery disease. JAMA 267:520–524, 1992

第11章訳者注
「身体疾患に影響を与える心理的要因」について，本章の文献12，18の新しい版で述べてられているので参照していただきたい。

1) McDaniel JS, Moran M, Levenson J, Stoudemire A : Psychological factors affecting medical conditions, In American Psychiatric Textbook of Psychiatry, ed 3rd, Edited by Hales RE, Yudofsky SC, Talbott JA, Washington, DC, American Psychiatric Press, 1999.
2) Stoudemire A, Mcdaniel JS : History, classification, and current trends in psychosomatic medicine, in Comprehensive Textbook of Psychiatry, 7th Edition. Edited by Kaplan HI, Sadock BJ., Baltimore, MD, Williams & Wilkins, 1999.

訳者あとがき

　リエゾン・コンサルテーション精神医学（医療）を日常の業務としている訳者は，自らの行っている活動の効果はどれだけあるのか，役立っているのかと自問してきました。また，精神症状，精神疾患，心理的機制，対処行動，性格特徴などと身体疾患が複雑に絡み合っているので，それらを整理して治療の見立て，評価をすることが難しいことがしばしばあります。それ故，自分の提供している医療行為の効果をはかり，他の施設との間で比較することができないで苦慮していました。

　そのような中，本書を知り，さらに，本書の編者が，日常診療で困ったときに参考していた「Psychiatric Care of the Medical Patient」（第1, 2版）[2]の編者 Stoudemire 博士であったので精読しようと考えました。そして，総合病院で働く精神科医の先生方にさえ，DSM-Ⅳの本カテゴリーはあまり知られていないことに気がつきました。また，内容も各章の訳者注で示したように現在でも課題となっている点を取り扱っており有用であると考えられました。そこで，本書が出版されてからやや年月がたっているものの訳出作業を行うことにしました。

　また，実際に，本カテゴリーを使用して，コンサルテーション活動の評価を行ってみました[1]。その結果，身体疾患に心理的要因が影響を与えていると考えられる患者では，入院期間が長くなる傾向が認められ，精神科コンサルテーションが早期に行われたほど入院期間が短くなるという結果を得ました。一方，psychiatric disorders due to medical disorder（ことにせん妄）の取り扱いや身体疾患への影響の内容（発症か，増悪か，回復を遅らせているか）の基準が曖昧であるなどの問題があることが明らかになりました。監訳者は，このカテゴリーはⅤ軸において評価するようなことが望ましく，性格傾向や対処行動の特徴的なものは2軸のレベルで取り扱われると良いのではないかと感じています。ともあれ，本書のカテゴリーは，身体疾患と心理的要因の関連に取り組む時の準拠枠になると考えられます。

　第2章以降の各疾患の総説は，身体科の先生方にもぜひ読んでもらいたい内容であり，訳者注で挙げた最近の論文と併せて読むと研究の動向がよく理解で

きるのと思われます。心理的要因が身体疾患の発生の危険因子であったり，転帰を左右する要因であることは，臨床場面では感じられていることですが，それを「科学的」に呈示することがどれほど大変な作業であるかが本書を読むと理解されます。その困難な課題に取り組んだ研究の成果がもっと利用されなければならないでしょう。本書が，身体疾患発生に対する保健活動や身体疾患の患者さんへの心理社会的サポートの参考になれば幸いです。

本書の編者であるStoudemire博士が2000年2月にお亡くなりになりました[3]。博士は自らがレジデント時代から悪性腫瘍治療を受けざるをなかったのですが，その経験を昇華し精力的に研究，著作をまとめあげ，リエゾン・コンサルテーション精神医学をリードされました。博士の夭折を惜しみ，本訳出を捧げます。

翻訳作業の過程で各身体疾患について，松江市立病院院長今村貞夫先生（皮膚科学），同病院第1内科河野通盛先生，神経内科高井宏司先生，泌尿器科林隆則先生，第2内科木下順久先生にご指導いただきました。心理学的用語について，東京カウンセリングセンター阿部吉身先生に御校閲いただきました。また，訳者注は監訳者がお願いした200以上の近年の文献を集めていただいた医局秘書佐々木良子さんの尽力がなければ完成しませんでした。また，新興医学出版社服部治夫さんには遅々として進まない訳出作業を辛抱強く励ましていただきました。ご指導いただきました諸先生，佐々木さん，服部さんへあらためて感謝申し上げます。

監訳者　細田眞司

文献
1) 大竹徹，細田眞司，今岡雅史：松江市立病院における精神科コンサルテーション活動―身体疾患に影響を与えている心理的要因について―．松江市立病院医学雑誌, 6, 1-5, 2001.
2) Stoudemire A: Psychiatric Care of the Medical Patient, 1st, 2ed, Oxford University Press, 1993, 2000.
3) Thompson T.: A tribute to Alan Stoudemire, M.D.: 1951-2000. Psychosomatics, 42, 1-4, 2001.

索　引

A

Alexander, Franz　1, 55
Amitriptyline　134
アレルギー
　皮膚科的状態　128, 131-135
アスピリン　143

B

バイオフィードバック
　高血圧　45
バセドウ病　179
Beaumont, William　102
Beckうつ評価尺度（Beck Depression Inventory）63, 65, 160
ボディイメージ　129
Buspirone　113
Buss-Durkee敵意テスト（Buss-Durkee Hostility Inventory）25

C

Chlorpromazine　132-133
Cook-Medley敵意検査　23-26
Crown-Crisp体験指数　68
Cyclosporine　63

D

第3世界
　高血圧　44
ダリエ病　135
脱毛　131, 135
Desipramine　134
ディスペプシア　102-106
動物モデル
　癌　90
動脈硬化
　動脈造影検査　22
　タイプA行動　1, 23
動脈造影検査
　冠動脈疾患とタイプA行動　22-23
Doxepine　130
DSM-Ⅱ　8-9
DSM-Ⅲ　8-11
DSM-Ⅳ　8-14, 189
Dunbar, Helen Flanders　2

E

疫学的研究
　冠動脈疾患とタイプA行動　21-22

嚥下障害　100-101
炎症性腸疾患　106-108

F

フェノチアジン　132
Fluoxetine　133
不安
　皮膚炎　127-128
　自己誘発性皮膚症　131
　過敏性腸症候群　109
　冠動脈性心疾患と転帰　28-29, 47
　パーキンソン病　65
　食道障害　101
　症状表出　188
　痤瘡　128-129
　喘息　143
不整脈
　ストレス　188
　タイプA行動　1

G

癌
　動物モデル　90
　感情障害　83-85
　研究の歴史　81
　免疫システム　89-90
　心理社会的介入　87-88
　ストレスの強いライフイベント　87
　対人関係因子　86

対処様式　85-86
限局性腸炎　106-108

H

肺疾患　141-145
Haloperidol　132
Hamiltonうつ評価尺度（Hamilton Rating Scale for Depression（HRSD））　57-58, 63, 65
反応亢進
　高血圧　43
　タイプA行動　26-27
早められた死亡
　行動的危険因子　5
　主誘因　4-6
皮膚炎　127-128
広場恐怖　102
ヒステリー球　101
悲嘆
　免疫システム（参照→死別、喪失）　85
Hopkins症状チェックリスト　110
表出性敵意　25

I

遺伝要因
　乾癬　126
　関節リウマチ　147
　胃潰瘍　103-105
怒り

高血圧　44
タイプA行動と冠動脈性心疾患　24-25
イメージ法　81
Imipramine　133
一般健康調査票（General Health Questionnaire：GHQ）61, 68, 161
Isotretinoin　129

J

Jenkins Activity Survey　21
自己主張訓練　81, 106
自己誘発性皮膚症　130-131
腎移植　161-162, 164
人為的皮膚炎　130
蕁麻疹　129-130
腎疾患（参照→終末期腎疾患）
自殺
　乾癬患者　127
　てんかん患者　67
　透析離脱　165
自尊心
　脳卒中リハビリテーション　57
　痤瘡　128
John Hopkins 機能検査　58
情動失禁　61
状態不安尺度（Present State Anxiety Scale）63
十二指腸潰瘍　103-105

K

過敏性腸症候群（IBS）108-113
潰瘍　102-106
潰瘍性大腸炎　106-108
核磁気共鳴画像検査（MRI）
　多発性硬化症　61
冠動脈疾患（CAD）
　感情障害　27-28
　高血圧　43-46
　発症に影響を与える心理的要因　17
　社会文化的要因と対人関係的要因　40-43, 188-189
　タイプA行動パターン（TABP）46-47, 188
感情障害
　癌　83-85
　冠動脈疾患　27-28
　脳卒中後抑うつ　59
　食道疾患　101
感情障害と精神分裂病のための診断手順（Schedule for Affective Disorders and Schizophrenia（SADS））62, 160
感情多軸チェックリスト　160
乾癬　126-127
関節リウマチ　65, 146-150, 151
仮性球麻痺　61
かゆみ　127-128
家族

皮膚炎とストレス　127
過敏性腸症候群の発症　111
脳卒中後抑うつ　59
終末期腎疾患とコンプライアンス　164
てんかん　68
糖尿病コントロールと精神療法　178
研究のための診断基準（Research Diagnostic Criteria（RDC））　63, 160
血圧（参照→高血圧）　43
結合組織炎　150
気分変調症
　脳卒中　58
　パーキンソン病　65
気分障害
　皮膚炎　127-128
　多発性硬化症　63
寄生虫侵入
　皮膚炎　128
子供の養育
　勤労女性と冠動脈疾患　42
コンプライアンス
　終末期腎疾患　164
　てんかん　68
行動療法
　高血圧（参照→リラクセーション訓練）　45-46
抗不安薬　113
抗ヒスタミン薬　130

甲状腺機能亢進症　180
甲状腺疾患　179-180
高血圧（参照→血圧）
　冠動脈疾患　43-46
　死亡を早める誘因　5-6
高コレステロール血症　22
高コルチゾール　181
好酸球増加筋肉痛　128
向精神病薬剤含有のアレルゲン　132
公衆衛生
　行動に関連する要因　4-7
抗うつ薬
　皮膚炎　133-134
　胃腸機能　113
構造化面接　21-22, 24
クローン病　106-108
Kurtzke機能障害尺度　61, 63
くるみ割り食道　101
クッシング病　180
狭心症　28
急性の状況的ストレス
　集中治療　40
　心筋虚血　39
　突然死と心室性不整脈　37-39

M

慢性閉塞性肺疾患（COPD）　145-146, 151
Maprotiline　133
Meyer, Adolph　2, 55

免疫システム
　悲嘆　85
　関節リウマチ　148-149
　心理的要因　89-90
　ストレス　148-150
メラノーマ　3, 86, 88
ミネソタ性格検査（Minnesota Multiphasic Personality Inventory（MMPI））　23, 62, 83, 110
Mini-Mental State Exam（MMSE）　65
胸焼け　100
ミュンヒハウゼン症候群（Munchausen's syndrome）　130

N

Nortriptyline　59
脳卒中
　抑うつ　3, 57-59
　心理社会的要因　57-59
尿毒症　161
乳癌
　免疫システム　89
　性格タイプと転帰　84, 86
　精神科的介入　3
　精神療法と生存率　87
　ストレスの強いライフイベント　87
　対人関係因子と生存率　86
　抑うつ　83

P

パーキンソン病　63-66
パニック障害
　胃腸症状　102
　パーキンソン病　65
　食道障害　101
Propranolol　143
Protriptyline　133

R

ライフイベント（参照→急性ストレス障害、ストレス）
連続携帯型腹膜透析（CAPD）　162
リハビリテーション
　関節リウマチ　147
　脳卒中　57
リラクセーション訓練　45, 106, 178
リチウム
　アレルギー反応　133
　皮膚科的状態　134-135
リウマチ類縁疾患　146-152

S

サイコネフロロジー　166
サイコオンコロジー　82-87
三環系抗うつ薬　133, 150
Schumacherの多発性硬化症（MS）
　診断基準　69
性格（参照→タイプA行動）
　癌　85-86

過敏性腸症候群 112
高血圧 44
消化性潰瘍 103-106
糖尿病 177-178
痤瘡 128
喘息 144
精神衛生局（NIMH）の診断面接手順 65
精神現在症評価（Present State Examination（PSE）） 57-58
精神皮膚科学 126-131
精神療法（参照→集団療法）
　癌の転帰 87-88
　胃腸疾患 105
　糖尿病の経過 178-179
　身体疾患への効果 189
　痤瘡 129
精神生理（DSM-Ⅱ） 8
社会文化的要因
　冠動脈疾患 40-43
社会的学習理論
　タイプA行動パターン 20
身体化障害 109
食道裂孔ヘルニア 101
食道障害 100-102
職業
　冠動脈疾患 41-43, 47
　職業緊張モデル 41
食事管理 105
症状チェックリスト90（Symptom Checklist-90） 63, 128
消化性潰瘍（PUD） 102-106
集中治療
　ストレス 40
集団療法
　潰瘍患者（参照→支持的グループ） 105
終末期腎疾患
　交絡因子 166-167
死別
　癌の危険因子（参照→悲嘆、喪失） 85
支持的グループ（参照→集団療法）
　終末期腎疾患 163
診断面接手順（Diagnostic Interview Schedule） 108, 131
シニシズム
　冠動脈疾患 23-24
神経遮断薬 132
神経症的敵意 25
心筋梗塞
　職業緊張モデル 41
　ストレス 42
　タイプA行動 21, 26, 47
　抑うつと死亡率 3
心室性不整脈（参照→不整脈） 37-39, 47
心室性細動 38
ソーシャルサポート
　癌患者 86

冠動脈疾患　41-43, 47, 188
終末期腎疾患　165
喘息患者　104, 143
躁状態評価尺度　63
喪失（参照→死別、悲嘆）144
睡眠障害　144, 150
膵臓癌　85
ステロイド　63, 130, 144
スティグマ
　乾癬患者　126
ストレス（参照→急性の状況的ストレス）
　癌とライフイベント　87
　皮膚炎　127
　蕁麻疹　129-130
　冠動脈疾患と生理的反応　26-27
　乾癬　127
　免疫システム　148-150
　心筋虚血　40
　集中治療　40
　食道障害　101
　消化性潰瘍　103-106
　糖尿病　174
　喘息　143-144
ストレス管理訓練　106

T

多発性硬化症　59-63
対人関係因子
　癌　86

冠動脈疾患　40-43
タイプA行動パターン（TABP）
　動脈硬化と不整脈　1-2
　冠動脈疾患（CAD）1-2, 19-26, 46-47
　消化性潰瘍　105
　ソーシャルサポート　42
　糖尿病　178
タイプC行動パターン　86
対処様式（参照→タイプA行動）
　癌　85-86
　高血圧　44
　糖尿病　177-178
多形紅斑　134
多幸気分
　多発性硬化症　59
Tartrazine　132
敵意
　冠動脈疾患とタイプA行動　23-26, 46
敵対的様式　25
てんかん
　精神障害　66-68
Terfenadine　130
Thioridazine　132
痴呆
　パーキンソン病　65-66
特異理論　1
トリプトファン　128
突然死

ライフイベント　39-41
糖尿病
　　発病　173-175
　　経過　175-177
　　今後の研究課題　181-182
　　ストレス　179
　　性格と対処行動　177-178
　　精神療法　178-179
透析（→終末期腎疾患）
Trazodone　59, 134

W

Willis, Thomas　173
Wolff, Harold G.　2

Y

薬理学
　　皮膚科的状態　124, 131-135
　　過敏性腸症候群　113
　　脳卒中後抑うつ　59
　　うつ状態をおこす副作用　161
抑うつ（うつ・うつ病）
　　癌　83-85

胃腸症状　102
自己誘発性皮膚症　131
冠動脈疾患　27-28, 47
乾癬　126
関節リウマチ　147
クローン病　108
結合組織炎　150
脳卒中　57-59
パーキンソン病　64-66
身体疾患との関連　3, 187-188
終末期腎疾患　160-166
食道障害　101
多発性硬化症　59-63
てんかん　67-68
痤瘡　128-129
喘息　143-144

Z

痤瘡　128
喘息　141-145, 151
Zung うつ自己評価尺度（Zung Self-Rating Depression Scale (SDS)）58

JCLS 88002-459

監訳：細田眞司
　　　松江市立病院精神神経科副部長
1983年　　金沢大学医学部卒業
1983-85年　東京大学医学部付属病院精神
　　　　　神経科
1985-90年　南埼玉病院精神科
1990-98年　国家公務員共済　虎の門病院
　　　　　精神科
1998-99年　鳥取大学医学部付属病院精神
　　　　　神経科
1999年-現在　松江市立病院精神神経科
インターフェロンによる精神症状に関す
る臨床研究により東京大学医学博士取得
共訳書：過食と女性の心理（星和書店）
分担執筆：神経内科実践マニュアル
　　　　　（文光堂）

共訳：大竹徹（7章担当）
　　　松江市立病院精神神経科副部長
1979年　　東京都立大学法学部卒業
1995年　　鳥取大学医学部卒業
1995-99年　鳥取大学医学部精神神経科，
　　　　　公立雲南総合病院精神神経科
　　　　　等で勤務
1999年-現在　松江市立病院精神神経科

©2002　　　　　　　　　　　　　　　　第1版発行　平成14年11月25日

身体疾患に影響する
心理的要因
より有効なヘルスケアのために

定価（本体4,000円＋税）
書籍小包送料　¥310

　　　　監訳者　細　田　眞　司

| 検　印 |
| 省　略 |

発行者　　　　服　部　秀　夫
発行所　株式会社　新興医学出版社
〒113-0033　東京都文京区本郷6丁目26番8号
　電話　03 (3816) 2853
　FAX　03 (3816) 2895

印刷　株式会社　藤美社　　　ISBN4-88002-459-7　　　郵便振替　00120-8-191625

・本書の複製権・翻訳権・譲渡権・公衆送信権（送信可能化権を含む）は株式会社
　新興医学出版社が所有します。
・**JCLS**〈㈱日本著作出版権管理システム委託出版物〉
　本書の無断複写は著作権法上での例外を除き禁じられています。複写される場合
　は，その都度事前に㈱日本著作出版権管理システム（電話03-3817-5670，FAX
　03-3815-8199）の許諾を得てください。